Muwaffaq Mezeil Telfah

Competências cirúrgicas laparoscópicas

Muwaffaq Mezeil Telfah

Competências cirúrgicas laparoscópicas

Aquisição e avaliação

ScienciaScripts

Imprint
Any brand names and product names mentioned in this book are subject to trademark, brand or patent protection and are trademarks or registered trademarks of their respective holders. The use of brand names, product names, common names, trade names, product descriptions etc. even without a particular marking in this work is in no way to be construed to mean that such names may be regarded as unrestricted in respect of trademark and brand protection legislation and could thus be used by anyone.

Cover image: www.ingimage.com

This book is a translation from the original published under ISBN 978-3-659-64644-7.

Publisher:
Sciencia Scripts
is a trademark of
Dodo Books Indian Ocean Ltd. and OmniScriptum S.R.L publishing group

120 High Road, East Finchley, London, N2 9ED, United Kingdom
Str. Armeneasca 28/1, office 1, Chisinau MD-2012, Republic of Moldova, Europe
Printed at: see last page
ISBN: 978-620-7-63624-2

Conteúdo

Dedicação

Gostaria de dedicar este trabalho a toda a minha família e, especificamente, à minha mulher "Reem" e ao nosso pequeno e adorável filho "Haitham", que me apoiaram ao longo da minha carreira. Estou grato à Bolsa de Estudo Chevening, que me proporcionou uma bolsa de estudo totalmente financiada que me permitiu inscrever-me no programa de Mestrado em Competências e Ciências Cirúrgicas na Queen Mary/Universidade de Londres para realizar os meus estudos de pós-graduação. Gostaria também de partilhar esta dedicação com os meus tutores, colegas e amigos do Departamento de Cirurgia *da* Faculdade de Medicina *da* Universidade de Mossul pelo seu enorme apoio.

Agradecimentos

Expresso o meu sincero agradecimento a todos os membros da Queen Mary / University of London cujo encorajamento, orientação e apoio me permitiram desenvolver uma compreensão do tema das competências laparoscópicas.

Expresso o meu agradecimento e apreço à minha família pela sua compreensão, motivação e paciência.

Agradecemos também aos participantes do curso Core skills in laparoscopic surgery pela sua participação no estudo.

Por último, mas não menos importante, estou grato a todos os colegas e amigos que fizeram da minha estadia na universidade uma experiência memorável e valiosa.

Porquê ler esta brochura?

J **Para vos dar uma introdução sobre os conhecimentos de laparoscopia. Explicar como é que estas competências são adquiridas na prática.**

J **Definir os métodos de avaliação das competências em laparoscopia.**

J **Dar um exemplo de como realizar um projeto de investigação básica para avaliação das competências laparoscópicas.**

J **Realizar um debate sobre os benefícios dos cursos e workshops de competências cirúrgicas na aquisição e avaliação de competências laparoscópicas.**

Muwaffaq Mezeil Telfah

MBChB, MRCS, MSc, FRCS/Eng

Abreviaturas

RCS	Royal College of Surgeons
MIS	Minimal Invasive Surgery
MAS	Minimal Access Surgery
LS	Laparoscopic Surgery
EAES	European Association of Endoscopic Surgeons
SAGES	Society of Gastrointestinal and Endoscopic Surgeons
EWTD	European Working Time Directives
ICSAD	Imperial College Surgical Assessment Device
VR	Virtual Reality
MIST-VR	Minimal Invasive Surgery Trainer – Virtual Reality
ISCP	Intercollegiate Surgical Curriculum Program
PBA	Procedure Based Assessment
EMQ	Extended Matching Questions
NOTSS	Non-Technical Skills for Surgeons
OSATS	Objectively Structured Assessment of Technical Skills
OSCE	Objectively Structured Clinical Examination
STSF	Structured Technical Skills Assessment Form
ADEPT	Advanced Dundee Endoscopic Psychomotor Tester
FLS	Fundamentals of Laparoscopic Surgery
ALS	Association of Laparoscopic Surgeons
cm	Centimeters
Sec	Seconds

CAPÍTULO 1

Aquisição de competências em laparoscopia

Aquisição de competências em laparoscopia:

1.1 Cirurgia laparoscópica:

A cirurgia laparoscópica gerou um entusiasmo e uma excitação entre os cirurgiões maior do que qualquer outra técnica cirúrgica na história recente.[1] O primeiro procedimento laparoscópico bem sucedido foi relatado em França, em 1987, por Phillip Mouret, que realizou colecistectomia laparoscópica e, em poucos anos, tornou-se o procedimento padrão, substituindo a colecistectomia aberta.[2]

A cirurgia laparoscópica oferece muitas vantagens em relação à técnica aberta. Estas incluem incisões cosméticas com complicações reduzidas da ferida, um internamento hospitalar mínimo, menos dor pós-operatória com diminuição de todas as complicações relacionadas com a dor e regresso rápido às actividades normais e ao trabalho no prazo de uma semana.[3]

No entanto, o termo "cirurgia minimamente invasiva" aplicado à cirurgia laparoscópica tem sido criticado por outros, uma vez que implica uma maior segurança, o que não é o caso, sendo de facto tão invasiva como a técnica aberta. A caraterística distintiva desta nova abordagem é a redução do trauma de acesso e, por conseguinte, é melhor designá-la por "cirurgia de acesso mínimo".[4]

Devido à sua rápida expansão na cirurgia moderna, um grande número de cirurgiões tentam avidamente efetuar cirurgia laparoscópica em resultado do entusiasmo, dos relatos de sucesso e do mercado competitivo. Este facto aumentou a preocupação com a segurança e as normas desses operadores.[5] Por conseguinte, muitos organismos reguladores, como a Associação Europeia de Cirurgiões Endoscópicos (EAES) e a Sociedade Americana de Cirurgiões Gastrointestinais e Endoscópicos (SAGES), consideraram a possibilidade de aplicar programas de formação em cirurgia laparoscópica e de estabelecer requisitos mínimos para os cirurgiões interessados em cirurgia laparoscópica, dando ênfase à formação num ambiente simulado, para além da formação no bloco operatório.[6]

1.2 Requisitos para uma cirurgia laparoscópica segura:

São necessárias competências únicas e inovadoras para realizar uma cirurgia laparoscópica competente. Estas incluem o trabalho num ambiente operacional bidimensional em que a imagem é apresentada num ecrã remoto com um feedback tátil mínimo, uma adaptação à perceção da profundidade e à orientação espacial, a coordenação mão-olho, a utilização de instrumentos de braço longo com tremor amplificado e uma adaptação à ação da parede do corpo sobre os instrumentos de trabalho, ou seja, o efeito de fulcro.[7]

Obviamente, as competências laparoscópicas são diferentes das exigidas na cirurgia aberta. Foi demonstrado que a competência em cirurgia aberta não garante a competência laparoscópica. No estudo de Figert et al., cirurgiões experientes em cirurgia biliar aberta consideraram-se novatos em ambiente laparoscópico.[8]

Infelizmente, a introdução da cirurgia laparoscópica na prática tem resultado em complicações desnecessárias, principalmente devido à falta das competências necessárias. Este facto leva a comunidade cirúrgica a promover estas competências entre os cirurgiões laparoscópicos principiantes e a formar a próxima geração de estagiários de cirurgia que irão encontrar procedimentos laparoscópicos na sua rotina de trabalho diário.[9]

Além disso, os profissionais de saúde reconheceram que existe uma necessidade urgente de encontrar uma forma de desenvolver as competências necessárias para uma cirurgia laparoscópica segura, através da conceção de laboratórios de competências especiais nos quais os formandos possam aprender os princípios básicos da cirurgia fora do bloco operatório, até que seja demonstrada proficiência quando o cirurgião ou o formando puderem proceder a operações ao vivo. Este objetivo pode ser alcançado através de um curso intensivo que utilize uma variedade de dispositivos de simulação cirúrgica sob a supervisão de tutores experientes neste domínio.[9]

A aquisição de competências laparoscópicas exige dedicação e tempo por parte do formando, para além da disponibilidade de instalações de ensino com experiência prática para consolidar essas competências antes de operar num ambiente tátil alterado. Esta experiência, representada pela simulação, requer um investimento na educação cirúrgica que exige dinheiro e tempo.[10]

1.3 Aquisição de competências cirúrgicas:

As competências cirúrgicas são essenciais para a realização de diferentes tarefas pelos profissionais de saúde. Estas vão desde tarefas simples, como o encerramento de feridas, até tarefas complexas, como procedimentos terapêuticos ou de diagnóstico. Estas competências técnicas, embora essenciais, não são a única componente de um bom cirurgião e de um cirurgião seguro.[11]

Tradicionalmente, as competências cirúrgicas são adquiridas através de uma prática frequente baseada em pacientes, através da qual o formando é exposto a diferentes casos operatórios durante muitos anos sob supervisão num programa de formação com responsabilidades graduais. Este sistema de formação foi introduzido pela primeira vez por Sir William Halsted em 19th século no Johns Hopkins Hospital e ganhou popularidade em todo o mundo, sendo considerado como a pedra angular da formação em cirurgia. Neste programa, o formando passa por três fases. Primeiro, o formando assiste e observa o procedimento, depois é gradualmente envolvido na operação, onde pode utilizar os instrumentos, realizando algumas tarefas com o feedback do formador e, finalmente, quando o formando adquire as competências e a confiança necessárias, é autorizado a efetuar o procedimento de forma independente.[12]

As competências, em geral, requerem o estabelecimento de princípios fundamentais. Estes incluem a prática deliberada durante muitos anos, apoiada por feedback de especialistas. Em segundo lugar, a motivação do formando para realizar a tarefa é crucial e, por último, a existência de um programa de formação contínua é essencial para consolidar e atualizar as competências recentemente adquiridas.[11]

A teoria educativa da aquisição de competências motoras de Fitts e Posner afirma que este processo passa por três fases.[14]

A fase cognitiva em que o formando compreende a tarefa e se concentra principalmente na mecânica necessária para a realizar, depois de ter sido demonstrada e explicada pelo tutor.[14]

A fase de integração em que o formando tenta aplicar os conhecimentos e traduzir a teoria em ação motora, tentando executar a tarefa e perceber os segredos da tarefa com poucas interrupções, dependendo da prática e do feedback.[14]

A terceira fase é a automatização, na qual o formando consegue executar a tarefa de forma suave, eficiente e precisa, sem pensar na tarefa, mas concentrando-se na perfeição.[14]

A destreza é considerada como um dos principais elementos das capacidades psicomotoras. Consiste em capacidades finas, como o movimento do pulso-braço e a velocidade dos dedos.[13]

Em geral, a execução repetida de uma tarefa resulta num melhor desempenho dessa tarefa, mas esta capacidade de executar uma tarefa manual não é necessariamente um indicador de destreza. No entanto, a retenção das competências necessárias para realizar essa tarefa depende da perfeição com que as competências são adquiridas [13]

1.4 Simulação em cirurgia

1.4.1 Simulação:

Definido como o processo através do qual se encontra uma forma alternativa de adquirir competências cirúrgicas, proporcionando um ambiente que permite aos formandos adquirir as competências de uma forma segura, descontraída, bem construída e planeada, com o objetivo de que os formandos fiquem bem equipados com as competências necessárias para se prepararem para trabalhar num ambiente real que é o bloco operatório.[9]

Trata-se de uma modalidade relativamente nova, prometedora e eficaz. Proporciona um ambiente razoavelmente realista para a aprendizagem, mas requer recursos intensivos.[15] Os cirurgiões do futuro podem agora contar com estas modalidades à medida que avançam na sua carreira, disponíveis nos centros de formação.[9]

1.4.2 . Qual é o conceito subjacente à simulação?

É sabido que "a utilização repetida melhora o desempenho". Assim, a simulação é uma forma de aprendizagem, mas também um instrumento de medição da competência pré-determinada, ou seja, um método de avaliação.[16]

O principal objetivo da utilização da simulação é proporcionar segurança tanto para o formando como para o doente, ensinando as competências cirúrgicas de uma forma que exclua o doente da sessão de ensino. Além disso, a cirurgia, tal como outros trabalhos altamente responsáveis e exigentes como a aviação, em que os erros cometidos se devem principalmente a factores humanos, uma vez que estes erros são minimizados, o resultado líquido seria um melhor desempenho. Isto traria benefícios incontáveis para os doentes com doenças cirúrgicas.[17]

A simulação proporciona um ambiente operacional através de dispositivos especiais nos quais são efectuados treinos e exercícios e são adquiridas competências específicas. Proporciona ao formando um ambiente livre de tensões para praticar estas competências.[17]

Inicialmente, a simulação foi utilizada na indústria da aviação e provou ser bem sucedida, tendo sido depois utilizada na formação de equipas anestésicas e, finalmente, encontrou o seu caminho no ensino das competências laparoscópicas, onde se espera que desempenhe um papel promissor para complementar a formação cirúrgica, na qual os formandos progredirão ao longo da curva de aprendizagem antes de trabalharem em doentes reais.[16]

1.4.3 Porque é que a Simulação se torna uma necessidade?

O princípio de "ver um, fazer um e ensinar um" era a forma padrão de aprendizagem em cirurgia, no entanto, já não é aplicável para fins educativos.[18] Atualmente, a formação cirúrgica entra numa nova era devido à alteração do ambiente de formação nos hospitais após a implementação das Directivas Europeias relativas ao Tempo de Trabalho (DTE), ao desenvolvimento de grandes avanços tecnológicos e a uma grande variedade de especializações. Estes factores levam a uma redução das oportunidades disponíveis para os médicos novatos adquirirem as competências necessárias.[18]

A introdução de técnicas minimamente invasivas, que requerem novas competências que não podem ser adquiridas através dos métodos tradicionais, e as fortes preocupações éticas dificultaram a aprendizagem em doentes por parte dos formandos.[7]

Além disso, o aumento das expectativas dos doentes e a pressão acrescida sobre os cirurgiões para eliminarem as complicações associadas à fase de aprendizagem dos novatos limitam a oportunidade da formação.[19]

Além disso, o conceito de "serviço em primeiro lugar", em que os cirurgiões estão sob pressão crescente para completar a lista de operações no tempo previsto, a fim de reduzir as listas de espera. Este facto, combinado com o aumento do número de casos diários e de cirurgias rápidas, conduz a serviços liderados por consultores, o que significa uma maior redução das oportunidades de formação.[19]

Estes factores estimulam o formador e o formando a praticarem as técnicas cirúrgicas antes de entrarem no bloco operatório. Além disso, suscitaram o interesse de utilizar a simulação para adquirir as competências cirúrgicas que são uma componente essencial do ofício da cirurgia.[19]

1.4.4 O que é um simulador ideal na formação cirúrgica?

Um simulador que seja barato, portátil, disponível, reutilizável com riscos mínimos, com elevada fidelidade. Também pode praticar hemostasia e operações completas, pode captar dados para registos futuros, é interativo e tem um tempo de preparação mínimo. Isto representa uma idealidade que é difícil de cumprir.[14]

Mais importante ainda, para que um simulador seja incorporado na formação cirúrgica, deve ser inserido num currículo que motive o formando. Isto é essencial porque afecta a participação nas sessões de formação e, subsequentemente, a aprendizagem. Sessões mais flexíveis são mais atractivas para o formando. Um currículo de competências em simulador deve incorporar uma componente cognitiva, sessões didácticas e aplicação direta dos conhecimentos na prática e ter um feedback adequado, o que melhora a aquisição e a retenção das competências.[20]

1.5 Tipos de simuladores:

São descritas diferentes classificações de simuladores, sendo a mais simples a de um simulador orgânico ou inorgânico.[21]

1.5.1 <u>Simuladores inorgânicos</u>: Inclui simuladores de base sintética ou eletrónica.

Os modelos sintéticos são tecidos ou órgãos artificiais fabricados por empresas que utilizam látex, como o simulador de bancada que simula a pele, os órgãos ou o tronco inteiro, utilizado para ensinar os princípios dos exames básicos. Outros modelos utilizados, tais como modelos simples para atar nós, são utilizados para ensinar competências cirúrgicas básicas, por exemplo, dissecação, sutura, etc., utilizadas nos cursos do Royal College of Surgeons. Estes modelos proporcionam a oportunidade de praticar competências num ambiente seguro, sem preocupações com a segurança e as precauções de saúde associadas à utilização de tecidos animais.[22] As principais desvantagens destes simuladores são o seu custo, que permite a sua utilização durante um período de tempo muito limitado, e o facto de estes modelos não serem adequados para o ensino de tarefas operatórias mais avançadas.[21]

Além disso, os modelos são utilizados na formação de competências laparoscópicas, em que um simulador de caixa fechada imita um abdómen no qual o formando reconhecerá as dificuldades em realizar uma tarefa quando apenas aparecem visões bidimensionais no monitor. As tarefas são muito simples, mas o objetivo é aumentar as capacidades de destreza, que são fundamentais para a cirurgia minimamente invasiva. No entanto, os topos de látex permitem simular certas tarefas, como a inserção da agulha de Verres, a inserção do porto, a aplicação de clips ou de anéis terminais, mas ainda não é possível reproduzir o pneumoperitónio.[22]

Está provado que estes modelos são eficazes para melhorar as competências cirúrgicas dos formandos depois de praticarem nestes modelos. Esta melhoria do desempenho foi avaliada objetivamente utilizando o ICSAD.[22]

O segundo tipo de simulador inorgânico são os simuladores electrónicos, por exemplo, computador ou realidade virtual. Estes simuladores são cada vez mais utilizados na formação cirúrgica, pois são realistas e permitem que o formando execute tarefas processuais isoladas ou um procedimento completo em tempo real com feedback objetivo instantâneo. Permitem que o formando interaja utilizando os seus sentidos naturais com instrumentos modificados através de uma interface, por exemplo, uma estrutura endoscópica ou laparoscópica. O primeiro simulador de realidade virtual foi o MIST-VR. Os requisitos para um simulador de realidade virtual bem sucedido são a imersão, a interação e a navegação entre o formando e o dispositivo.[21] Estes modos são adequados para simular o trabalho em cirurgia endoscópica e de acesso mínimo devido à liberdade limitada de movimentos aquando da utilização de instrumentos endoscópicos na operação. Provaram ser fiáveis na formação e podem ser utilizados para avaliar as competências genéricas. No entanto, são muito dispendiosos e não dispõem de uma interface háptica, que é muito importante para conseguir uma interação real entre o utilizador e as máquinas, em que este possa sentir o toque entre os instrumentos e os objectos no ambiente virtual. Os simuladores de RV mais recentes ultrapassaram este inconveniente e fornecem um feedback háptico no seu ambiente.[22]

1.5.2 Os simuladores orgânicos : Estes incluem animais e cadáveres.

O modelo animal proporciona uma simulação semelhante ao campo operatório. A sua utilização é comum nos Estados Unidos e na Europa, por exemplo, os porcos anestesiados constituem o melhor modelo de treino para procedimentos complexos.[22] No entanto, a sua utilização é proibida pelas regras do Reino Unido.[23]

Os animais vivos estão disponíveis, podem proporcionar uma elevada fidelidade e o formando pode praticar hemostase e competências de dissecção. É melhor reservado para a prática de operações avançadas em que o fluxo sanguíneo é importante.

Simultaneamente, não há qualquer restrição à utilização de tecidos animais, por exemplo, intestino delgado utilizado para demonstração de técnicas de anastomose intestinal, pés de porco utilizados para demonstrar a excisão e a sutura em cursos de competências básicas. Estas peças permitem uma manipulação realista dos tecidos, mas podem ter elementos alterados ou desfigurados. Podem também ser utilizadas para ensinar técnicas laparoscópicas, por exemplo, sutura intra-corporal, quando utilizadas num simulador de caixa.[22]

No entanto, as diferenças anatómicas, os requisitos para o pessoal que administra a anestesia, que não são práticos para exercícios frequentes, a necessidade de instalações especiais para lidar com a limpeza, eliminação e armazenamento do animal ou dos tecidos do animal são as principais desvantagens.[21]

Os cadáveres constituem um módulo de formação realista que pode fornecer uma anatomia exacta com elevada fidelidade. É habitualmente utilizado nos EUA e em alguns cursos no Reino Unido, como o de competências em trauma definitivo, mas o seu custo, a disponibilidade limitada, as preocupações éticas e o facto de se operar em tecidos sem sangue não conformes e o risco de infeção são algumas das desvantagens.[7]

1.6 O papel da simulação na formação cirúrgica:

O bloco operatório continua a ser o ambiente ideal para o ensino e a avaliação das competências técnicas dos estagiários de cirurgia aberta, em que os estagiários de cirurgia aprendem através do método Halsteadiano, em que o estagiário aprende através da observação direta e, em seguida, executa gradualmente tarefas processuais até adquirir competências no bloco operatório.[7] No entanto, as diferentes competências necessárias para a cirurgia laparoscópica, a segurança dos doentes e as questões de controlo de qualidade, para além das restrições financeiras que exigem uma abordagem eficiente e rentável no bloco operatório, tornam essencial alterar estas estratégias tradicionais na formação cirúrgica e ensinar e adquirir estas competências fora do bloco operatório.[23]

A formação baseada na simulação remonta à década de 1970, quando foi utilizada em especialidades artesanais como a cirurgia ortopédica, em que as articulações e os ossos simulados eram utilizados nos cursos dos cirurgiões suíços em Davos e, atualmente, as técnicas artroscópicas são amplamente ensinadas por simulação.[12] Além disso, os estagiários de otorrinolaringologia têm praticado a utilização do microscópio num modelo de bancada antes de serem autorizados a praticar no teatro. No domínio da cirurgia geral, foram introduzidas no Reino Unido pelo Royal College of Surgeons of England oficinas de artesanato, como as oficinas de anastomose, que atualmente são realizadas regularmente em muitos hospitais, nas quais os estagiários aprendem os princípios da anastomose de vísceras ocas utilizando modelos animais ou gabaritos especialmente concebidos.[12]

Foi sugerido alargar este princípio ao ensino de procedimentos avançados, o que exige simuladores mais realistas para reproduzir o ambiente cirúrgico. Este objetivo é satisfeito pelas tecnologias avançadas que fornecem diferentes tipos de simuladores que podem imitar a realidade.[12]

As vantagens da utilização de simuladores na formação cirúrgica incluem

1. O programa de formação pode ser adaptado às necessidades dos formandos, podendo estes concentrar-se em tarefas específicas da operação ou no procedimento completo e praticar com a frequência que desejarem.[11]
2. O formando pode praticar o conceito de "tentativa e erro" na execução das tarefas e pode aprender com o seu fracasso, o que lhe dá a oportunidade de explorar os segredos

das técnicas sem pensar num ambiente clínico, uma vez que o ambiente é seguro.[11]

3. Os simuladores podem avaliar o desempenho de forma objetiva utilizando uma série de métricas validadas e normalizadas.[n]

4. O simulador oferece uma oportunidade de aprendizagem individual, ou seja, benefícios educativos que dependem do feedback digital instantâneo, o que aceleraria o progresso ao longo da curva de aprendizagem.[11]

Por outro lado, os programas de formação baseados em simulação têm vários inconvenientes. Embora sejam importantes, são apenas uma componente de uma prática segura que exige comunicação, liderança e capacidade de tomar decisões acertadas. Em segundo lugar, este tipo de formação fora do ambiente clínico isolaria o formando da equipa e simplificaria uma realidade complexa.[24]

Além disso, a formação num procedimento que é simples põe em risco a capacidade do formando para lidar com os desafios da cirurgia, como a hemorragia, a anatomia atípica ou o stress. Por último, as competências adquiridas devem ser consolidadas através da prática frequente, caso contrário, deteriorar-se-ão rapidamente.[24]

Deve sublinhar-se que a simulação é um complemento da experiência clínica e não uma alternativa. Os actuais avanços na simulação podem aumentar o seu potencial de incorporação no ambiente clínico, por exemplo, o simulador utilizado para "aquecer" antes da operação, o que pode dar ao cirurgião experiência de um determinado procedimento,[24]

Para que a integração da simulação na formação cirúrgica seja bem sucedida, é necessário que o currículo seja bem sucedido, de modo a garantir que a prática não seja perturbada e que decorra dentro do quadro educativo. Os simuladores são dispendiosos e não podem ser disponibilizados em todos os centros médicos; no entanto, quando instalados em locais-chave, permitiriam aos estagiários de cirurgia participar em sessões práticas juntamente com a sua formação clínica.[24]

No entanto, atualmente não existem provas sólidas que apoiem a adoção da simulação no currículo da formação cirúrgica.[24]

1.7 Cirurgia laparoscópica e cursos de especialização:

O Royal College of Surgeons of England realizou o primeiro workshop de competências no Reino Unido em 1977. Seguiram-se vários cursos semelhantes para ensinar as competências cirúrgicas, que provaram ter uma inovação substancial na formação cirúrgica.[13]

O advento da cirurgia laparoscópica na prática aumentou a procura destes cursos, uma vez que a aprendizagem desta técnica não se baseia no método tradicional de aquisição de competências, ou seja, no modelo de aprendizagem.[13]

O objetivo da introdução de cursos de competências era ensinar as competências psicomotoras necessárias para a laparoscopia e fornecer ao formando os princípios básicos num currículo estruturado, onde ele/ela pode realizar a fase inicial da sua curva de aprendizagem antes de trabalhar em doentes reais sob supervisão, onde haverá mais oportunidades para os formandos assistirem e participarem no teatro de operações, uma vez que o número de cirurgiões que realizam cirurgia laparoscópica aumentou.[9] Este método de formação tornou-se popular, o que é evidente pelo número crescente de cursos em todo o mundo.[9]

Os cursos permitem que os participantes desenvolvam competências específicas através da prática repetida de diferentes tarefas num ambiente controlado, sem a tensão de trabalhar com doentes vivos e de receber feedback adequado.[9]

Estes cursos são normalmente ministrados durante dois ou três dias e consistem em conhecimentos teóricos sob a forma de aulas teóricas, juntamente com a prática prática utilizando uma variedade de simuladores, que podem ser orgânicos ou inorgânicos, para efetuar diferentes tarefas utilizando instrumentos laparoscópicos. Estas tarefas variam entre treinos e exercícios, tarefas processuais ou mesmo procedimentos completos, que podem ou não ser seguidos de uma avaliação.[1]
É importante que estes cursos não sejam considerados como uma licença para a prática não supervisionada.[9]

1.8 Revisão da literatura (Cursos de competências laparoscópicas):

O programa Fundamentals of Laparoscopic Surgery (FLS) foi introduzido pelo SAGES no final da década de 1990 e é considerado um dos primeiros cursos concebidos para ensinar as competências psicomotoras e cognitivas exclusivas da laparoscopia com um mecanismo de avaliação. Consiste num módulo didático que fornece uma base teórica sobre a cirurgia laparoscópica, seguido de um exame para avaliar a competência. O segundo componente do FLS é o ensino das competências manuais, utilizando um modelo físico barato para efetuar uma série de exercícios que simulam as competências necessárias para a cirurgia laparoscópica. Para o efeito, é utilizada uma caixa de treino portátil com câmara de vídeo. O desempenho das tarefas é então avaliado utilizando uma métrica pré-determinada para avaliar a precisão e a eficiência, com erros penalizados que comportam um elemento de subjetividade. O programa foi amplamente validado e demonstrou ser fiável. Além disso, as pontuações do FLS demonstraram ter uma boa correlação com a experiência em laparoscopia e permitem prever o desempenho dos formandos no bloco operatório.[9]

O programa Yale para competências laparoscópicas é outro curso breve em que as competências básicas podem ser adquiridas com competência, independentemente do sexo ou da idade.[2] Também utiliza o box trainer para praticar diferentes competências, mas num currículo estruturado que permite comparar o desempenho dos formandos com o dos especialistas, proporcionando assim ao formando um ponto de referência para abordar e monitorizar os progressos. Foi demonstrado que existe uma correlação significativa entre as competências de destreza adquiridas com os exercícios e o desempenho de tarefas processuais como a sutura, que é uma das competências mais exigentes na cirurgia minimamente invasiva. No entanto, a avaliação do curso utilizou o tempo como o único parâmetro objetivo para avaliar a aquisição de competências.[2]

Num estudo realizado por *J. Torkington e outros* para avaliar o impacto do curso de Competências Cirúrgicas Básicas nos estagiários de cirurgia que participaram neste curso, utilizaram o simulador MIST-VR para fins de avaliação e combinaram este simulador com o ICSAD para fornecer parâmetros de avaliação, uma vez que o MIST-VR não pode fornecer métricas objectivas sozinho. Verificaram uma melhoria significativa na maioria dos parâmetros nos participantes no curso, em comparação com outro grupo de controlo que não recebeu formação através do curso BSS. No entanto, neste estudo, o simulador de RV LapMentor é utilizado sozinho para a avaliação, uma vez que pode gerar parâmetros objectivos, para além do seu ambiente de formação que pode fornecer diferentes tarefas virtuais.[16]

Um curso de colecistectomia laparoscópica foi também avaliado por um estudo realizado por *J. Hance e et al.* Estes avaliaram as competências psicomotoras adquiridas pelos participantes no curso, utilizando um simulador de caixa de vídeo com um sistema de rastreio de movimentos acoplado, representado pelo ICSAD. Verificaram uma melhoria significativa do desempenho dos formandos nas tarefas laparoscópicas simuladas em todos os parâmetros medidos, por exemplo, o tempo gasto, o comprimento do trajeto e o número de movimentos. No entanto, os participantes recrutados têm uma experiência cirúrgica variável, uma vez que se encontravam entre estagiários de cirurgia básica e consultores.[18] No nosso estudo, tentamos recrutar estagiários de cirurgia com experiência relativamente equivalente em cirurgia laparoscópica para excluir o efeito da experiência de fundo nos participantes, a fim de obter um resultado reflexivo sobre o impacto do curso RCS na aquisição de competências.

Foi introduzida uma variedade de cursos de laparoscopia para ginecologistas, um dos quais é um curso de cinco dias que fornece conhecimentos e competências com base na experiência prática utilizando laboratórios secos e animais. Este curso foi avaliado para demonstrar a eficácia do curso num estudo realizado por *G. Condus e outros* na Austrália. Estes autores descrevem a avaliação dos conhecimentos utilizando a autoavaliação dos conhecimentos em laparoscopia, que é completamente subjectiva, e questões de escolha múltipla, que é um método objetivo, tendo ambos revelado uma melhoria significativa dos resultados após o curso. Mais importante ainda, as capacidades motoras foram avaliadas após a realização de tarefas específicas baseadas no laboratório seco, tais como a colheita de ervilhas de uma vagem com uma pinça, utilizando ambas as mãos simultaneamente, e o fecho de um endo-loop. Avaliam o desempenho em função do número de ervilhas colhidas por vez e do tempo necessário para fechar o laço. Embora o tempo seja um parâmetro objetivo, não reflecte a destreza e a precisão na realização da tarefa. No nosso estudo, utilizámos parâmetros objectivos para avaliar o desempenho, que incluem a maioria das competências necessárias para uma cirurgia segura e eficaz.[17]

Para avaliar a eficácia do curso de formação de competências básicas em laparoscopia, *Schaafsma e outros* estudaram o efeito do feedback dos peritos na aquisição de competências laparoscópicas. Este estudo foi efectuado através de um questionário aplicado aos participantes antes e depois do curso, que incluía uma pontuação para o nível de feedback dado a cada uma das tarefas realizadas. Verificaram que o feedback extensivo do tutor durante o curso melhora as competências motoras adquiridas numa tarefa específica. Esta é outra forma de avaliação, mas é subjectiva. No entanto, o questionário utilizado no nosso estudo é utilizado para recolher as características dos participantes e a sua experiência de base, não estando envolvido no processo de avaliação.[19]

O curso de competências essenciais em cirurgia laparoscópica ministrado pelo Royal College of Surgeons é um dos cursos de sucesso que é regularmente ministrado em diferentes locais no Reino Unido. Mike McMahan e realizado em colaboração com a Association of Laparoscopic Surgeons of Great Britain and Ireland (ALS).[31] O curso é o objeto deste estudo, que pretende avaliar o impacto deste curso nos formandos de cirurgia em termos de aquisição das competências necessárias em cirurgia laparoscópica após a conclusão do curso.[31]

1.9 Formador de laparoscopia em cursos de competências (realidade virtual versus formador em caixa):

Os simuladores laparoscópicos são criticados pela simplicidade das suas tarefas e por não estarem relacionados com operações reais. No entanto, os estudos demonstraram uma melhoria significativa no desempenho dos formandos que utilizaram qualquer um dos tipos em termos de tempo gasto e de precisão na execução das tarefas.[9]

O simulador de caixa é um instrumento barato e muito utilizado nos cursos. Qualquer laboratório de competências laparoscópicas básicas não pode ser concluído sem o box trainer.[10] Utiliza tecidos sintéticos e animais como materiais de formação e tem a vantagem de utilizar os instrumentos laparoscópicos convencionais, o que é considerado uma vantagem para o formando que utiliza o simulador de caixa em relação aos simuladores de realidade virtual.[7] No entanto, não pode avaliar objetivamente a aquisição de competências, além de exigir uma supervisão constante para documentar os resultados dos formandos.[10]

Por outro lado, a realidade virtual é um sistema baseado em computador que proporciona um ambiente realista para a realização de tarefas e a aquisição de competências e permite ao formando utilizar as suas capacidades e sentidos naturais para interagir com a imagem tridimensional gerada pelo computador. Existem diferentes tipos disponíveis, tais como MIST-VR, LapSim, Xitact LS500, ProMIS™ e Lap Mentor™ Simbionix .[7]

Podem ser utilizados para fins de formação e podem medir objetivamente o desempenho, ou seja, são uma ferramenta de avaliação. Além disso, fornece uma descrição exacta do desempenho de cada mão, o que é importante quando se educa os residentes para se concentrarem na mão mais fraca, ou seja, têm de praticar a utilização da mão dominante e da mão não dominante para desenvolverem competências laparoscópicas a duas mãos, o que é essencial para a realização de procedimentos laparoscópicos complexos.[10]

Proporciona ao formando a oportunidade de realizar tarefas processuais, tais como agarrar, cortar, suturar e recortar, que são as principais competências psicomotoras exigidas e necessárias para procedimentos laparoscópicos básicos seguros. Além disso, o formando pode efetuar procedimentos completos em tempo real com feedback imediato, o que permite ao formando e ao instrutor observar e avaliar os progressos.[7] Dispõe de exercícios de competências de diferentes níveis que podem constituir uma base para um programa de formação estruturado e pode efetuar comparações entre os formandos e as sessões de formação em função do feedback.[7]

Embora os simuladores de realidade virtual que utilizam computadores normais sejam fáceis de manusear, estejam disponíveis comercialmente e permitam a formação a solo sem mão de obra adicional, o seu volume e as despesas são as principais desvantagens.[9]

1.10 Transferência de competências cirúrgicas:

A principal preocupação quanto à introdução da formação cirúrgica por simulação no currículo dos formandos em cirurgia é saber se as competências são ou não transferíveis para o bloco operatório. Diferentes estudos demonstraram uma melhoria do desempenho após a formação em diferentes tipos de simuladores e a melhoria do desempenho registada tanto em animais anestesiados como em doentes reais.[32]

Larsen e os seus colegas estudaram o efeito da formação com recurso à simulação e tentaram demonstrar a transferência das competências, o que melhorará o desempenho nos doentes.[24] O ensaio incluiu estagiários de ginecologia sem experiência prévia em laparoscopia que receberam formação com recurso à realidade virtual, em comparação com um grupo de controlo. Ambos os grupos têm a oportunidade de efetuar uma cirurgia laparoscópica real (salpingectomia) sob supervisão rigorosa. O grupo de intervenção realiza o procedimento a um nível comparável ao de um cirurgião com experiência intermédia e em metade do tempo, em comparação com o grupo de controlo.[24]

No estudo de Scott et al, os estagiários de cirurgia que participaram num programa de formação sobre o simulador de caixa laparoscópica demonstraram melhores competências na realização de colecistectomia laparoscópica real do que o grupo de controlo sem formação.[9]

Seymour et al utilizaram o simulador de realidade virtual para treino (MIST-VR), que mostrou um melhor desempenho dos participantes quando operaram um doente real, especificamente na dissecção da vesícula biliar, do que o grupo de controlo em termos de tempo, taxa de erro e economia de movimentos?

Estes estudos sugerem que as competências podem ser transferidas para a operação ao vivo, quer se utilize o simulador de caixa ou os simuladores de realidade virtual como método de formação, e esta relação positiva de transferência de competências da formação baseada na simulação para o bloco operatório significa que a simulação pode desempenhar um papel significativo na melhoria da eficiência do bloco operatório e representar um método rentável de aquisição de competências cirúrgicas.[32]

Reconheceu-se que a proficiência em técnicas cirúrgicas não é necessária para ser uma manifestação de capacidades psicomotoras inatas, mas sim uma atenção cuidadosa à técnica cirúrgica e uma formação considerável.[10] Isto é evidente pelo facto de que, à medida que o nível de formação aumentava, a capacidade do participante para melhorar as suas competências na execução de tarefas laparoscópicas avançadas aumentava proporcionalmente.[23]

Muitos factores desempenham um papel na determinação da transferência de competências cirúrgicas. Verificou-se que um dos factores importantes é a duração da formação passada em simulação.[32] Além disso, a extensão da transferência de competências entre tarefas diferentes depende do grau de semelhança entre essas tarefas, o que significa que as competências adquiridas, por exemplo, num treinador de caixas podem ser transferidas para a sala de operações, desde que a tarefa inicial permita o seu domínio.[13]

O tipo de simulador utilizado na formação também pode afetar a taxa de transferência de competências, o que inclui a conceção do simulador, o currículo da formação, a pré-leitura e o feedback; no entanto, a eficiência de cada simulador no ensino das competências processuais ainda não foi comprovada.[32]

No entanto, ainda não há provas disponíveis sobre a taxa de eficiência de transferência (TER), que é o tempo de formação passado num simulador para o tempo de desempenho de uma operação real, e não há acordo sobre a quantidade de formação ou o tipo de formação necessário para afetar o desempenho em operações reais.[7]

CAPÍTULO 2

Avaliação de competências laparoscópicas

2.1: Avaliação das competências cirúrgicas.

2.2: Métodos subjectivos de avaliação das competências cirúrgicas

2.3: Métodos objectivos de avaliação das competências cirúrgicas

2.1 Avaliação das competências cirúrgicas em geral:

A avaliação pode ser definida como "fazer um julgamento em relação a uma referência definida". As competências cirúrgicas incluem componentes técnicas e não técnicas, sendo ambas essenciais para o cirurgião. Estas competências são adquiridas através do programa de formação e, mais recentemente, através da formação baseada em simulação, especificamente a técnica.[25]

A forma tradicional de avaliação inclui passar um determinado período de tempo numa formação, seguido de exames que consistem numa componente escrita, numa avaliação clínica e numa prova viva. Estes exames estão carregados de conhecimentos teóricos mas não examinam as competências técnicas e baseiam-se no pressuposto de que as competências operatórias foram alcançadas ao longo do período de formação no programa. No entanto, foram introduzidos novos métodos de avaliação para resolver esta questão pelo Intercollegiate Surgical Curriculum Program (ISCP)[6] , onde o conhecimento cirúrgico é melhor avaliado através de exames e as competências cirúrgicas são avaliadas no local de trabalho.[25]

O objetivo da avaliação é fornecer feedback para apoiar e ajudar a formação e o segundo objetivo é o exame e a certificação.[25]

O instrumento de avaliação pode ser adaptado para avaliar as competências clínicas a diferentes níveis. Isto deriva do triângulo de Miller, que ilustra uma hierarquia para a avaliação e o desenvolvimento de competências, que é adoptada pelo ISCP. Assim, o desempenho, ou seja, o resultado, é avaliado através de videovigilância ou revisão pelos pares, a competência é avaliada através de uma avaliação baseada em procedimentos (PBA) e os conhecimentos clínicos são avaliados através de perguntas de correspondência alargada

(EMQ).[26]

As características importantes de um instrumento de avaliação ideal são a fiabilidade e a validade.

A fiabilidade mede a capacidade de discriminação e a reprodutibilidade, em que o teste dará os mesmos resultados se for repetido ou utilizado por outro avaliador, ou seja, teste-reteste e interavaliadores, respetivamente. O valor varia entre zero (não fiável) e um (perfeito) e o valor de corte é O,8.[26]

A validade indica em que medida a ferramenta pode avaliar os objectivos pré-determinados. Pode avaliar o conteúdo de uma competência (validade de conteúdo) ou diferenciar entre diferentes níveis de experiência (validade de construção) ou prever o resultado (validade de resultado).[25]

2.2 Métodos subjectivos de avaliação das competências cirúrgicas:

Atualmente, existem vários métodos de avaliação das competências técnicas, cada um com um grau variável de fiabilidade e validade.[27]

Observação direta: A aprendizagem cirúrgica depende tradicionalmente do modelo de aprendizagem em que o formador é responsável pela avaliação das competências operatórias do formando através da observação direta na sala de operações, que é atualmente aplicada. No entanto, esta avaliação é inteiramente subjectiva, uma vez que é influenciada pelo observador, a menos que seja feita com base em determinados critérios de uma lista de verificação, como o tempo, os erros, a precisão, etc., por dois ou mais observadores.[27]

Exames: São considerados métodos pouco eficazes, como o Membership ou o Fellowship examination do Royal College of Surgeons, que testam os conhecimentos e o julgamento clínico do formando sem avaliar as competências técnicas.[27]

O diário de bordo: Fornecerá um registo dos trabalhos anteriores apresentados na entrevista de emprego, no exame e durante a avaliação. Não reflecte a competência e, por conseguinte, carece de validade de conteúdo; no entanto, se for combinado com uma coleção de PBAs, fornecerá ao supervisor designado um conjunto de dados que lhe permitirão fazer um julgamento.[25]

Gravações em vídeo: A utilização de registos vídeo dos procedimentos para análise é útil quando é necessária uma avaliação suplementar. Beard et al encontraram uma fiabilidade significativa entre avaliadores quando a observação direta e a avaliação em vídeo são utilizadas para análise.[25]

Uma análise de vídeo é complementar ao PB As e, quando combinada, fornece um excelente feedback.[25]

Tempo: É um método pouco fiável, pois não reflecte a qualidade do desempenho se for utilizado em operações ao vivo devido à influência de outros factores.[27]

Dados sobre a mortalidade e a morbilidade: Estes podem ser utilizados como um indicador de desempenho, mas o tipo de doente e o tipo de doença influenciam estes dados, pelo que não reflectem verdadeiramente a competência.[27]

Além disso, as componentes não técnicas das competências cirúrgicas podem ser avaliadas utilizando o formulário Non-technical Skills for Surgeons (NOTSS), que avalia quatro elementos destas competências, incluindo a capacidade de tomar decisões, a consciência, a comunicação e a liderança.[25]

2.3 Métodos objectivos de avaliação das competências cirúrgicas:

A melhor forma de avaliar a componente técnica das competências cirúrgicas é a avaliação objetiva através de um método fiável, exequível e válido. A validade do constructo é de importância primordial, uma vez que pode reconhecer diferentes níveis de experiência.[25]

A utilização de métodos objectivos de avaliação é essencial, uma vez que os defeitos de formação e de desempenho são difíceis de gerir sem feedback.[27]

Os métodos que se seguem são introduzidos para avaliar objetivamente as competências cirúrgicas, especialmente após a introdução da cirurgia laparoscópica, que exige o domínio das competências básicas antes de se iniciarem as operações reais. Esta avaliação pode ser efectuada no ambiente de simulação, que poderá ser considerado no futuro como um seguro de qualidade para os cirurgiões.

Listas de controlo e pontuações globais:

Neste método, as competências cirúrgicas são avaliadas em função de um conjunto de critérios em que o examinador seria um observador do comportamento em vez de um intérprete, eliminando assim a subjetividade da avaliação.[27]

A Avaliação Objetivamente Estruturada de Competências Técnicas (OSATS) é um exemplo mais ou menos semelhante ao Exame Clínico Objetivamente Estruturado (OSCE). Consiste em estações em que o formando executa tarefas ou procedimentos num modelo animal ou num modelo de bancada, sendo depois avaliado. O desempenho é avaliado através de uma lista de verificação específica para os pormenores do procedimento e de uma escala de classificação global para a orientação. A avaliação é efectuada após a recolha das pontuações obtidas. O OSATS é utilizado tanto no modelo animal como no modelo de bancada, não tendo sido encontrada qualquer diferença no desempenho dos formandos nesta avaliação.[27]

No bloco operatório, podem ser utilizadas formas de avaliação semelhantes, sendo o chamado Structured Technical Skills Assessment Form (STSF) concebido por Winckel et al, que tem validade de construção e de conteúdo. É constituído por duas partes, uma das quais contém uma lista de controlo específica para as etapas do procedimento e a segunda parte é constituída por itens gerais, ou seja, a classificação global.[25]

A Avaliação Baseada em Procedimentos (ABP) é um formulário único que contém as duas partes e uma classificação da capacidade de efetuar o procedimento de forma independente. Pode ser facilmente preenchido pelo formador com um breve feedback no teatro para cada procedimento com um formulário PBA especificamente concebido para abordar os diferentes procedimentos. Este formulário, combinado com o feedback para ajudar a aprendizagem, é considerado como o principal instrumento de avaliação pelo ISCP.[25]

As desvantagens do OSATS ou de métodos semelhantes são o consumo de tempo e a necessidade de um grande número de funcionários para observar e avaliar o formando. No entanto, a utilização de vídeos para observar retrospetivamente o desempenho pode diminuir o número de funcionários e, ao mesmo tempo, aumentar a objetividade através de uma avaliação cega.[27]

<u>Sistemas de análise da destreza:</u>

As competências genéricas podem ser avaliadas através da análise do movimento e estas competências são proporcionais à experiência.[21] Na cirurgia laparoscópica, o movimento da mão é representado pelo movimento do instrumento, o que tem sido utilizado para medir o comprimento do trajeto necessário para executar uma tarefa específica e depois compará-lo com o comprimento padrão. Isto é conseguido no estudo de Smith *el al*, que utiliza sensores especialmente concebidos para instrumentos laparoscópicos e que são transmitidos a um computador para análise.[9]

O Dispositivo de Avaliação Cirúrgica do Imperial College (ICSAD) baseia-se no mesmo princípio, mas o sensor é fixado no dorso da mão e não no instrumento e é utilizado um dispositivo especial para fornecer um campo eletromagnético capaz de localizar a posição do sensor. É utilizado um software para converter os dados gerados pelos sensores em medidas de destreza, por exemplo, o tempo necessário para realizar a tarefa e o número de movimentos da mão, etc. O instrumento tem validade de construção documentada para tarefas processuais e básicas em procedimentos abertos e laparoscópicos. Foi encontrada uma forte correlação entre a destreza e a experiência anterior em cirurgia laparoscópica quando o ICSAD foi utilizado para avaliação.[27] Além disso, é o único sistema que pode ser utilizado para avaliar operações reais e é considerado um dos métodos preferidos para avaliar objetivamente a aquisição de competências cirúrgicas após cursos de formação.[9]

Outro dispositivo de análise do movimento é o Advanced Dundee Endoscopic Psychomotor Tester (ADEPT). Originalmente utilizado para selecionar estagiários para cirurgia endoscópica, com base no conceito de que a capacidade inata de um estagiário pode ser prevista através de um teste psicomotor.[13] É um dispositivo baseado em computador, no qual as tarefas laparoscópicas utilizando duas pinças são transmitidas no monitor com registo do tempo, do comprimento do percurso e dos erros. Tem uma validade concorrente e pode correlacionar as variáveis e comparar duas sessões de teste.[9]

O sistema de rastreio ótico utiliza uma câmara de infravermelhos e díodos especiais que emitem luz infravermelha. A luz é reflectida pelo sensor ligado ao membro de um cirurgião. O software é utilizado para converter os dados posicionais em dados que representam a análise do movimento. No entanto, a perturbação da visão associada à utilização do dispositivo e a restrição do movimento se ambos os membros estiverem ligados aos sensores são consideradas desvantagens.[27]

Realidade virtual:

Trata-se de um dispositivo baseado em computador que gera um ambiente tridimensional utilizando tecnologias avançadas que permitem aos formandos interagir eficazmente utilizando as suas capacidades e sentidos naturais, podendo ser utilizado tanto para a formação como para a avaliação de competências técnicas cirúrgicas, especialmente no domínio da cirurgia laparoscópica.[27]

O MIST-VR é um dos primeiros dispositivos de simulação introduzidos com base na realidade virtual e utilizado como treinador de tarefas laparoscópicas. Foi o resultado de um trabalho conjunto entre cirurgiões e psicólogos que analisaram a colecistectomia laparoscópica e determinaram as competências necessárias para uma operação bem sucedida. Estas competências são reproduzidas numa realidade virtual, produzindo formas e estruturas que podem ser manipuladas pelo utilizador.[27]

No estudo de Gallagher et al, utilizaram o desempenho de cirurgiões experientes no MIST-VR para desenvolver uma pontuação de referência utilizada como ferramenta de avaliação.[9] Estas pontuações, conhecidas como métricas, são utilizadas para avaliar as competências técnicas, tais como o comprimento do trajeto, a economia de movimentos e a taxa de erro. O MIST-VR é amplamente validado para avaliar as competências básicas em laparoscopia.[27] No entanto, o MIST-VR é considerado um formador de baixa fidelidade que apenas é eficaz na avaliação de competências básicas, enquanto os sistemas de alta fidelidade podem ser utilizados para formar e avaliar tarefas processuais avançadas ou procedimentos completos.

A realidade virtual tem validade de construção e pode fornecer um feedback objetivo e instantâneo sobre competências pré-determinadas. Permite a comparação do nível de desempenho entre os participantes na mesma tarefa, pelo que pode ser utilizada para fornecer uma pontuação padrão que deve ser alcançada antes de operar em doentes reais.[26]

Análise do resultado:

Foi sugerido que a medição do produto final de uma técnica cirúrgica num modelo de bancada pode dar uma ideia do resultado após a cirurgia.[27] Isto deve-se ao facto de o resultado cirúrgico não depender inteiramente da técnica cirúrgica. Szalay et al avaliaram o produto final de seis tarefas diferentes em modelo de bancada e obtiveram resultados comparáveis aos obtidos pela OS ATS. Outros avaliam a taxa de fuga e a área da secção transversal após a anastomose vascular e a destreza com uma correlação significativa.[27]

A vantagem desta análise é que ultrapassa a limitação da avaliação baseada em vídeo e em direto e, quando utilizada com dados de destreza, pode fornecer uma pontuação de proficiência que torna a avaliação mais objetiva.[27]

<u>Sistemas de pontuação de erros:</u>

Medir o número de erros cometidos durante a execução de uma tarefa ou procedimento por um formando é uma forma de avaliar as suas capacidades técnicas, para além de que o feedback que lhe é dado melhoraria o seu desempenho.[21]

Eubanks et al conceberam uma pontuação de erro (menor e maior) para colecistectomia laparoscópica de acordo com o peso do erro. Os erros são classificados em erros de procedimento, que se devem à reorganização ou omissão do passo, e erros de execução, que se devem ao facto de o formando não ter executado o passo corretamente.[21]

Bann et al concluíram que a avaliação dos erros de competências técnicas permite prever o desempenho e as competências técnicas no modelo de banco de ensaio.[21]

No entanto, existe um debate sobre a ferramenta perfeita de avaliação das competências cirúrgicas laparoscópicas e a combinação da análise da destreza com sistemas baseados em vídeo representa a solução. Esta questão foi traduzida no departamento de oncologia cirúrgica e tecnologia do Imperial College, onde foi introduzido um novo software que permite o rastreio da ICSAD em conjunto com o vídeo da operação, de modo a proporcionar um sistema de análise de destreza-vídeo.[9]

CAPÍTULO 3

Estudo prático de investigação sobre a avaliação e aquisição de competências laparoscópicas em cursos de competências cirúrgicas

3.1 Conteúdo do estudo

3.2 Objectivos da investigação

3.3 Resumo

3.4 Materiais e metodologia

3.5 Equipamentos :Simulador de Realidade Virtual

3.6 Tarefas virtuais laparoscópicas básicas

3.7 Tarefas do Curso do Royal College

3.8 Parâmetros das avaliações

3.9 Análise estatística

3.10 Resultados

3.1 O conteúdo do estudo:

Part I: Aquisição de competências cirúrgicas no curso RCS.

Part II: Avaliação das competências adquiridas utilizando uma ferramenta objetiva, ou seja, um simulador de RV (Simbionix).

<u>Part I:</u>

Curso de competências essenciais em cirurgia laparoscópica do Royal College of Surgeons: Os objectivos do curso são:

1. Dotar os participantes das competências técnicas necessárias para efetuar os procedimentos laparoscópicos mais comuns, como a colecistectomia e a apendicectomia.[31]

2. Dar-lhes uma visão dos princípios teóricos da cirurgia laparoscópica segura.[31]

Este curso de três dias fornecerá aos cirurgiões os conhecimentos teóricos essenciais e a experiência prática da cirurgia laparoscópica de nível básico. Destina-se aos estagiários cirúrgicos de nível CT1-ST3 que entram na formação cirúrgica formal e são expostos a procedimentos laparoscópicos de emergência e electivos. O principal objetivo é ensinar as competências práticas relevantes para as principais operações a que irão assistir, com o apoio de aulas teóricas e demonstrações em vídeo. O curso dá ênfase aos exercícios práticos e baseia-se na interação e no debate ao vivo, em vez de tutoriais didácticos. Também existe uma avaliação das competências, que foi recentemente adicionada ao curso, efectuada pelos formadores do curso.[31]

Durante o curso, o formando realizará treze exercícios, cada um com objectivos específicos, que levarão o participante de um completo principiante em laparoscopia a uma pessoa capaz de realizar diferentes tarefas laparoscópicas, tais como dissecção, sutura e nó em simuladores. Estes simuladores foram concebidos para ensinar os principais procedimentos cirúrgicos, como a apendicectomia, a colecistectomia, o encerramento de uma úlcera perfurada e a sutura contínua.[31]

Tal como na vida real, é a qualidade final do procedimento que importa e a avaliação tem por objetivo quantificá-la. A avaliação é composta por dois componentes. O primeiro é a pontuação da Classificação Global e o segundo é uma pontuação de qualidade simples.[31]

Pontuação global: Avalia o desempenho dos formandos durante a tarefa. A pontuação consiste em três pontos; a maioria dos participantes obtém uma pontuação satisfatória de dois. Alguns formandos podem obter uma pontuação (limítrofe) em cada componente do curso, que pode variar de uma tarefa para outra, uma vez que cada tarefa testa diferentes competências operacionais. Raramente, um formando pode obter zero (insatisfatório) se for incapaz de executar a tarefa ou se for perigoso na sua abordagem.[31]

Pontuação de qualidade: Avalia o produto final de cada tarefa com relevância na vida real. A pontuação tem uma escala de três pontos e de dois pontos. Os três pontos são utilizados para discriminar melhor os formandos no que respeita às suas práticas de segurança. O zero refere-se a uma prática inaceitável numa operação real, o um refere-se a uma prática aceitável mas que pode levar a complicações e o dois refere-se a uma tarefa corretamente executada sem qualquer compromisso que seria potencialmente segura numa situação real. Também se pode considerar a atribuição de uma pontuação negativa se for registada uma prática prejudicial.[31]

<u>Part II:</u>

Avaliação objetiva das competências cirúrgicas utilizando o VR LapMentor:

Este método de avaliação foi utilizado para avaliar as competências cirúrgicas adquiridas pelos participantes antes e depois de frequentarem o curso RCS.

O simulador de cirurgia laparoscópica multidisciplinar *LAP Mentor™* permite a prática prática simultânea de um único formando ou de uma equipa. O sistema oferece oportunidades de formação a cirurgiões novos e experientes para tudo, desde o aperfeiçoamento de competências laparoscópicas básicas até à realização de procedimentos cirúrgicos laparoscópicos completos. Além disso, a interface háptica melhorada no simulador oferece um melhor feedback tátil, desempenho e fiabilidade.[33]

As seguintes características são reconhecidas do Lap Mentor Simulator:

- Uma biblioteca de currículos e módulos de formação: O sistema LAP Mentor inclui uma variedade de módulos de prática e fornece um currículo para formação laparoscópica que consiste em competências básicas, tarefas processuais e simulação de um procedimento completo. Trata-se de um simulador com uma boa relação custo-benefício que pode acomodar um desenvolvimento contínuo, incluindo uma maior variedade de pacientes virtuais, tarefas e novos procedimentos.[34]

- Realismo: Fornece uma visão realista da anatomia humana que simula uma visão realista do conteúdo abdominal e da cavidade abdominal, por exemplo, pode produzir uma vesícula biliar, expor o ducto cístico e a artéria, cortar o ducto cístico e a artéria e dissecar a vesícula biliar do leito com hemostasia utilizando a electrocauterização.[34]

- Sensações tácteis: O simulador proporciona um ambiente realista ao fornecer sensações tácteis durante a utilização de instrumentos laparoscópicos nas tarefas que imitam a vida real (sistema háptico).[34]

- Modo de gestão: Pode ser utilizado para organizar o desempenho dos formandos durante os cursos e workshops. Estes dados e características podem ser utilizados para trabalhos de investigação.[34]

- Uma variedade de métricas (parâmetros) utilizadas para avaliar o desempenho de cada tarefa neste simulador.[34]

O LAP Mentor™ tem uma excelente validade de construção, uma vez que a execução dos parâmetros deste simulador pode ser utilizada para distinguir entre utilizadores com diferentes experiências em cirurgia laparoscópica.[33]

Os participantes no curso são avaliados neste simulador após a realização do módulo de tarefas básicas, concebido para formar os cirurgiões nas competências básicas dos procedimentos minimamente invasivos. O módulo consiste em tarefas didácticas em todos os campos da cirurgia laparoscópica num ambiente não anatómico. As tarefas assemelham-se às que são efectuadas durante as tarefas cirúrgicas, com um nível de dificuldade crescente. O módulo permite o treino de competências genéricas como a navegação com a câmara a 0° ou 30°, a navegação com instrumentos, a manipulação de objectos e o recorte e corte.[31]

O módulo de tarefas básicas é composto por 9 tarefas. Neste estudo, os formandos foram avaliados depois de executarem apenas as tarefas 1, 3 e 6 do módulo de tarefas básicas, antes e depois de frequentarem o curso RCS.

3.2 Objectivos do estudo:

Objetivo: Avaliar objetivamente as competências laparoscópicas dos formandos em cirurgia antes e depois de frequentarem o Core Skills in Laparoscopic Surgery Course do Royal College of Surgeons.

Hipótese: Haverá uma melhoria significativa nas competências cirúrgicas laparoscópicas para os participantes do curso RCS em competências essenciais em cirurgia laparoscópica.

Hipótese nula: Não existe diferença no nível de competência das aptidões cirúrgicas em cirurgia laparoscópica entre os formandos após a frequência do curso RCS.

Declaração de objectivos:

As competências cirúrgicas em cirurgia laparoscópica podem ser melhoradas através de um curso de curta duração que proporciona experiência prática sob a supervisão de cirurgiões experientes em cirurgia minimamente invasiva. O curso inclui a realização de vários exercícios e tarefas utilizando simuladores inanimados para melhorar as competências técnicas necessárias na cirurgia laparoscópica, para além de conhecimentos teóricos para promover as competências não técnicas da cirurgia laparoscópica básica. O objetivo deste estudo é quantificar as competências adquiridas no curso RCS entre os estagiários de cirurgia que participaram no curso, utilizando um método objetivo de avaliação que é o simulador de realidade virtual Simbionix .

3.3 Resumo

Antecedentes: Os estagiários de cirurgia são encorajados a participar em cursos de competências minimamente invasivas no início do seu programa de formação para melhorar as suas competências neste domínio em rápido crescimento. Cursos como Core skills in Laparoscopic surgery e Fundamental of Laparoscopic Surgery tornaram-se um método reconhecido de formação em cirurgia laparoscópica em todo o mundo. Estes cursos utilizam a tecnologia de simulação para recriar o ambiente operatório, proporcionando uma oportunidade de praticar fora do bloco operatório. O objetivo deste estudo é avaliar objetivamente a aquisição de competências no curso Core Skills in Laparoscopic Surgery do Royal College of Surgeons of England.

Métodos: Entre 2008 e 2010, os formandos de cirurgia que participaram no curso foram inscritos neste estudo observacional prospetivo. O Simulador de Realidade Virtual (Simbionix™) foi utilizado para avaliar as competências dos formandos antes e depois do curso. A avaliação inclui a realização das tarefas 1, 3 e 6 das tarefas virtuais laparoscópicas básicas. Os dados cinéticos gerados a partir do simulador forneceram medidas de tempo, manutenção da visão horizontal, comprimento do trajeto e o número de movimentos de ambas as mãos. A análise da diferença no desempenho dos formandos antes e depois do curso foi efectuada utilizando o teste t de amostras emparelhadas. Foi utilizada a técnica de correção de Bonferroni para resolver o problema das comparações múltiplas. Foi utilizada uma pontuação composta de competências para avaliar a aquisição global de competências no curso.

Resultados: Trinta e quatro estagiários de um total de 37 participantes foram incluídos no estudo. Trata-se de estagiários de cirurgia em formação. Verificou-se uma melhoria significativa em todos os parâmetros avaliados, que incluem o tempo, o comprimento do percurso e o número de movimentos, com exceção do comprimento do percurso da mão esquerda. A pontuação composta das competências gerais adquiridas no curso registou uma melhoria significativa (valor de P = 0,00). **Conclusão:** O Curso de Competências Essenciais em Cirurgia Laparoscópica do Royal College of Surgeons of England produz uma melhoria significativa nas competências laparoscópicas medidas através dos simuladores de RV. Outros estudos devem procurar a retenção destas competências e a sua transferibilidade para o bloco operatório.

Palavras-chave: Competências laparoscópicas - Avaliação - Cursos de competências - Formação cirúrgica - Simulador de realidade virtual.

3.4 Materiais e métodos

Assuntos:

Os participantes são estagiários de cirurgia do Serviço Nacional de Saúde (SNS) que se candidataram de forma autónoma ao curso RCS. São de vários postos, mas geralmente têm uma experiência limitada em cirurgia laparoscópica. O curso tem lugar anualmente na Barts and The London School of Medicine and Dentistry. Os participantes no curso entre 2008 e 2010 foram incluídos no estudo desde que cumprissem os critérios do estudo.

Critérios de inclusão:

- Participante no curso RCS.
- Sem experiência na utilização de simuladores.
- Experiência muito limitada em cirurgia laparoscópica.

Critérios de exclusão:

- Trabalhos anteriores sobre simuladores.
- Experiência em cirurgia laparoscópica.

Metodologia:

1. Os sujeitos são submetidos a um questionário para avaliar a sua experiência prévia e os seus antecedentes em cirurgia laparoscópica ou qualquer outra cirurgia minimamente invasiva. A experiência é expressa como o número de procedimentos realizados, assistidos ou observados, para além da idade, sexo, grau de escolaridade, mão dominante, cursos anteriores e experiência na utilização de simuladores. (Figura 1).

2. De seguida, os participantes recebem um resumo informativo sobre o seu papel no estudo e podem familiarizar-se com o simulador Lap-Mentor. Além disso, foi dada uma explicação

sobre os exercícios que iriam efetuar durante a avaliação.

3. A avaliação pré-curso é efectuada permitindo que cada candidato execute as tarefas 1, 2 e 3 das tarefas laparoscópicas virtuais básicas sob supervisão. O desempenho das tarefas é avaliado objetivamente utilizando as métricas geradas pela máquina para cada participante e os dados são recolhidos para análise futura.

4. Os formandos frequentam então o curso RCS durante três dias, durante os quais são expostos aos vários exercícios, não lhes sendo permitido praticar no simulador em qualquer altura (Figura 3).

5. A avaliação pós-curso é efectuada através da realização das mesmas tarefas da avaliação pré-curso e os dados gerados são recolhidos.

6. Os dados antes e depois do curso são então comparados e analisados.
O questionário encontra-se na Figura 1

O enquadramento do estudo pode ser ilustrado pelo fluxograma da Figura 2.

O fluxo do curso é explicado na figura 3.

Dados demográficos: Nome, idade, sexo, posto ou grau,

Mão dominante: destra / canhota?

Preencher todas as secções com números (incluir zero, se aplicável)

Procedure	Performed	Assisted	Observed
Laparoscopic cholecystectomy			
Diagnostic laparoscopy			
Other Minimal invasive surgery (including endoscopy)			

Similar courses	Yes / No Yes: ....
Experience in Virtual Reality Simulators	Yes /No Yes: ....

Figure 1:   Questionário

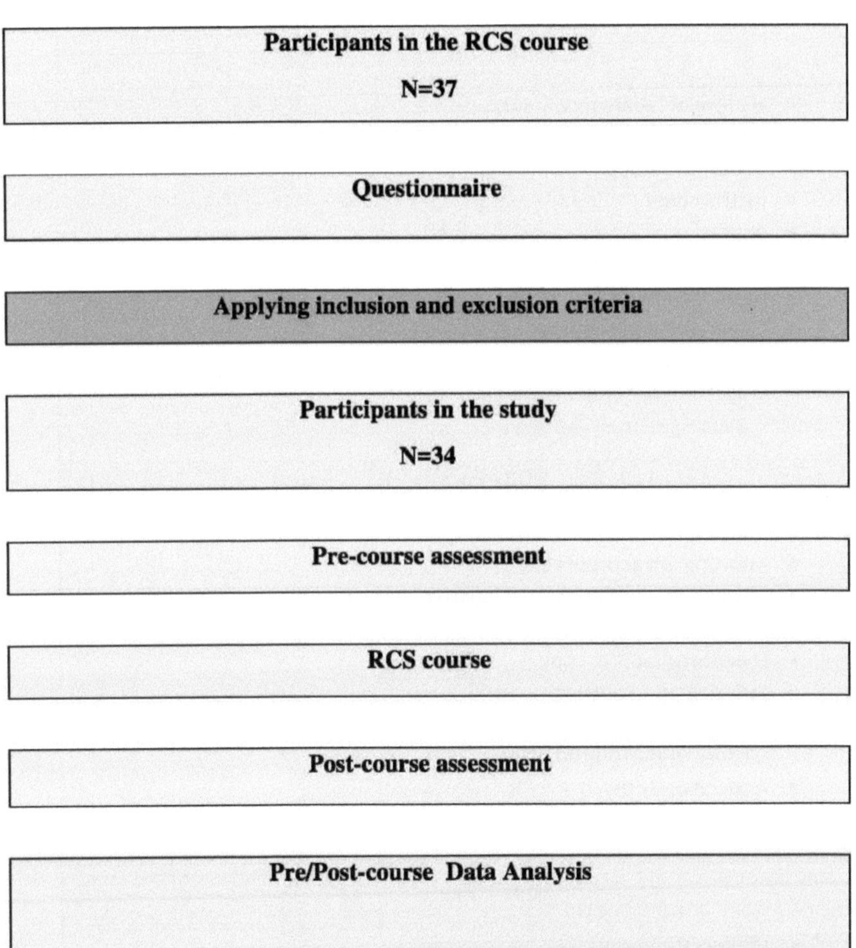

Figure 2:   Fluxograma do estudo

<table>
<tr><td colspan="1" align="center">Day one :</td></tr>
<tr><td>

- History of laparoscopic surgery
- The imaging system
- Set up the stack
- Instruments
- Access
- Access and closure
- Basic manipulation
- Dissection and clipping
- Roeder knot
- Dissection & Roeder knotting

</td></tr>
<tr><td align="center">Day Two :</td></tr>
<tr><td>

- Knotting
- Knotting intracorporeally
- Physiological influences of laparoscopic surgery
- Suturing and knotting
- Diagnostic laparoscopy
- Suturing and knotting
- Energy sources
- Closure of perforated ulcer
- Appecdicectomy

</td></tr>
</table>

<table>
<tr><td align="center">Day Three :</td></tr>
<tr><td>

- Cholecystectomy
- Complications
- Suturing
- Discussion , Evaluation & Assessment

</td></tr>
</table>

Figura 3: Fluxograma do curso do Royal College:

1.5 Equipamento:

<u>Simulador de RV Lap Mentor:</u>

Os formandos realizaram as seguintes tarefas básicas no simulador de RV (Lapmentor) para avaliar o seu nível de base de competências cirúrgicas laparoscópicas antes do curso e para avaliar o seu nível melhorado de competências após o curso RCS (Figura 4).

Estas tarefas foram concebidas para melhorar diferentes competências laparoscópicas através da manipulação de modelos tridimensionais virtuais utilizando instrumentos laparoscópicos virtuais. As seguintes tarefas são utilizadas no nosso estudo para avaliação inicial e após o curso RCS.

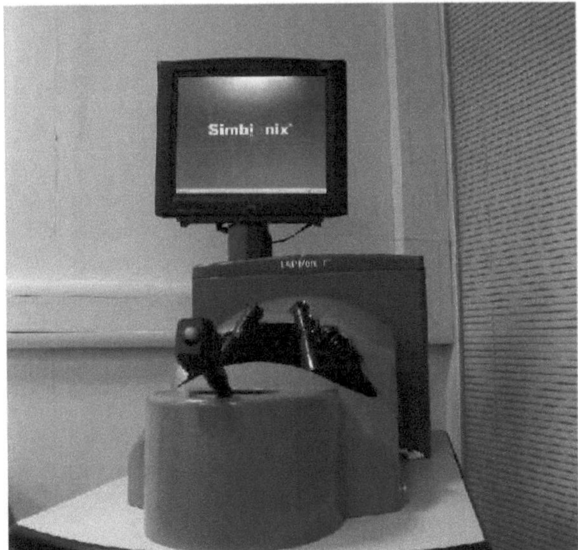

Figura 4: Simulador de realidade virtual (Lap Mentor)

3.6 Tarefas básicas de laparoscopia:

Tarefa 1: Navegação da câmara[34]

Nesta tarefa, o formando utilizará a câmara de 0^0 graus e tentará localizar cada uma das dez bolas e tentar tirar-lhes uma fotografia. Para capturar a bola, o formando deverá focar o visor verde da câmara na bola e, quando este ficar vermelho, deverá premir o botão da câmara para tirar uma fotografia (Figura 4).

Os objectivos desta tarefa são familiarizar o formando com a câmara 0^0 , uma melhor orientação e manipulação eficaz da câmara, que são passos fundamentais na cirurgia laparoscópica. (Figura 5). O simulador mede os seguintes parâmetros:

- Tempo (segundos).
- A velocidade média do movimento da câmara (cm/seg.).
- Comprimento total da trajetória (cm).

- Percentagem de manutenção da vista horizontal durante a navegação.
- Percentagem da taxa de precisão.

Nesta tarefa, o tempo para completar a tarefa, a percentagem de manutenção da visão horizontal e o comprimento total do percurso serão considerados como parâmetros objectivos de avaliação.

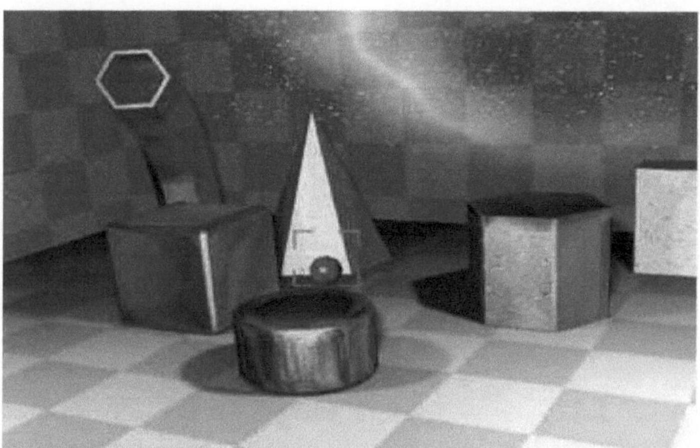

Figura 5: Tarefa 1: Navegação da câmara

Tarefa 3: Coordenação mão-olho[34]

Nesta tarefa, estão disponíveis dois instrumentos, um vermelho e outro azul, que aparecerão no ecrã assim que os instrumentos forem inseridos. O formando tentará localizar as bolas intermitentes que aparecem no ecrã e tocar-lhes com a ponta do instrumento de acordo com a cor (Figura 6).

Os objectivos desta tarefa são melhorar a coordenação olho-mão, apreciar a profundidade em função da visão bidimensional apresentada no monitor e desenvolver competências bimanuais, que são competências únicas para a cirurgia laparoscópica. Figura 2

O simulador mede os seguintes parâmetros:

-Tempo   (segundos)

-Número de acertos correctos

   -Número total   de bolas tocadas

-Percentagem   da taxa de precisão

   -Comprimento ideal   do trajeto do instrumento direito (cm)

-Comprimento ideal   do trajeto do instrumento esquerdo (cm)

-Comprimento do trajeto   do instrumento direito (cm)

-Comprimento do trajeto   do instrumento esquerdo (cm)

-Economia   de movimento da mão direita (%)

-Economia   de movimentos da mão esquerda (%)

-Velocidade média   do instrumento   direito (cm/seg.)

-Velocidade média   do instrumento esquerdo (cm/seg.)

Nesta tarefa, o tempo, o comprimento do percurso de cada mão e o número de movimentos de cada mão serão considerados como parâmetros objectivos de avaliação no estudo.

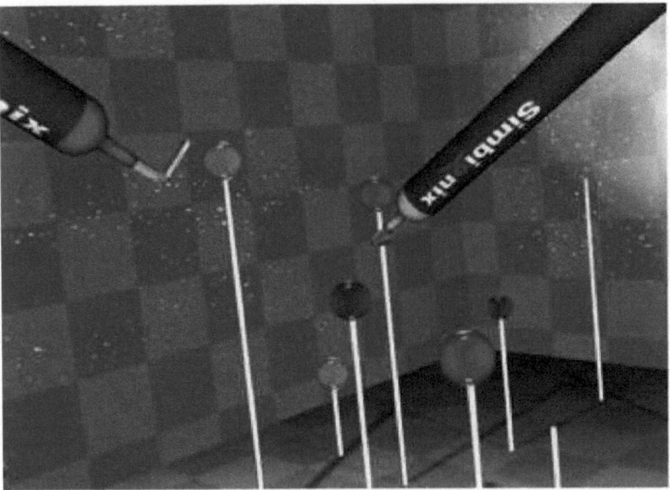

Figura 6: Tarefa 3: Coordenação mão-olho

Tarefa 6: Manobra com duas mãos[34]

Nesta tarefa, o formando utilizou dois instrumentos de preensão para localizar uma massa gelatinosa com um instrumento e mover parte da gelatina para expor a bola com o outro. Quando a bola é exposta, a cor muda e, em seguida, agarra a bola e coloca-a no endobag.

Os objectivos da tarefa consistem em melhorar as competências bimanuais avançadas e a utilização eficaz dos instrumentos laparoscópicos, bem como em incentivar uma manipulação suave dos tecidos. (Figura 7)

O simulador mede os seguintes parâmetros:

- Tempo (segundo)
- Número de bolas verdes recolhidas
- Número de bolas perdidas que falham o cesto
- Comprimento do trajeto ideal do instrumento direito (cm)
- Comprimento do trajeto ideal do instrumento esquerdo (cm)
- Comprimento da trajetória do instrumento direito (cm)

-Comprimento do trajeto   do instrumento   esquerdo (cm)

-Economia   de movimento da mão direita (%)

-Economia   de movimentos da mão esquerda (%)

-Velocidade média   do instrumento direito (cm/seg.)

-Velocidade média   de deslocação do instrumento esquerdo (cm/seg.)

Nesta tarefa, o tempo, o comprimento do trajeto de cada mão e o número de movimentos de cada mão são utilizados na avaliação.

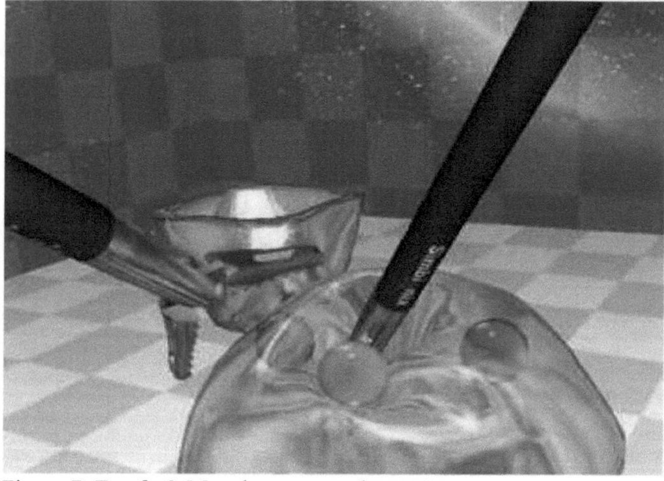

Figura 7: Tarefa 6: Manobra com as duas mãos

1.7 RCS-Tarefas do curso[31] :

Os formandos realizaram as seguintes tarefas durante os três dias do curso:

Tarefas 1: Configurar a pilha:

O objetivo é configurar e resolver problemas de um sistema de pilha típico. O formando deve ser capaz de ligar o sistema, conectar os componentes e garantir que têm uma visão boa, clara e bem iluminada. Nesta tarefa, serão introduzidos dois erros deliberados no sistema de pilha e utilizados para verificar a capacidade do formando para os detetar e corrigir.[31]

Tarefa 2: Instrumentos:

O objetivo é familiarizar o formando com os principais tipos de instrumentos laparoscópicos, permitindo-lhe distinguir entre pinças e fórceps de dissecação, tanto em termos de conceção como de utilização dos instrumentos. O formando ficará familiarizado com a utilização de pinças para segurar e expor os tecidos e com a utilização de pinças de dissecação para separar tecidos e efetuar uma dissecação romba.[31]

Tarefa 3: Acesso:

Na primeira parte deste exercício, o formando será apresentado às diferentes técnicas disponíveis para acesso, com os equipamentos necessários para cada uma, que incluem a Agulha de Veress, os trocartes e as cânulas. Na segunda parte, será efectuado um exercício de demonstração da tarefa, utilizando um simulador de incisão cutânea montado numa estrutura de modo a que haja espaço para dois balões por baixo da almofada de pele. O exercício inclui a obtenção de acesso ao plano por baixo da almofada de pele sem perfurar os balões, utilizando um trocarte rombo e uma cânula. Além disso, serão treinados nas técnicas utilizadas para o fecho do local do porto, nomeadamente utilizando a agulha em forma de J e outros truques.[31]

Tarefa 4: Manipulação básica:

O objetivo é ensinar aos formandos a utilização precisa dos instrumentos, o controlo da câmara e a utilização eficaz das duas mãos para manipular os instrumentos. Para o efeito, utilizam-se bolas de papel passadas de uma mão para outra entre dois recipientes.[31]

Tarefa 5: Torre de açúcar:

Ao construir uma torre com cubos de açúcar, o formando é encorajado a utilizar os dois instrumentos e a mantê-los sempre no campo de visão. Isto ensina aos formandos uma manipulação cuidadosa e precisa dos instrumentos, bem como um controlo centrado e com zoom adequado da câmara.[31]

Tarefa 6: Dissecação e clipagem de tubos:

O objetivo é ensinar a técnica de dissecção romba para permitir que o formando mobilize qualquer estrutura tubular sem a danificar. Isto encorajará a utilização de instrumentos de uma forma coordenada para desenvolver um plano de tecido durante o processo de dissecção.[31]

Tarefa 7: Nó de Roeder:

O objetivo é ensinar os princípios do nó de Roeder, que é considerado a base do Endoloop, o nó praticado primeiro na bancada com cordas, passando depois para o fio de pesca de nylon e utilizando-o para criar um endoloop utilizável por laparoscopia.[31]

Tarefa 8: Nó intra-corporal:

O objetivo é dotar o formando do mecanismo e da técnica necessários para lançar um nó de Recife deslizante preciso, utilizando inicialmente cordas e, posteriormente, materiais de sutura como o Ethibond ou o Vicryle.[31]

Tarefa 9: Suturas e nós intra-corporais:

Este exercício dará aos participantes as competências necessárias para efetuar uma sutura interrompida simples e dar um nó de recife deslizante preciso no simulador sob laparoscopia.

condições. Isto permite uma aproximação precisa dos tecidos com suturas de tensão adequada.

A ênfase é colocada na base que inclui como segurar a agulha, como manipulá-la e como bloquear o suporte da agulha antes da colocação da sutura e depois da formação do nó.[31]

Tarefa 10: Encerramento de uma úlcera perfurada:

Esta tarefa combina as competências adquiridas em manipulação e sutura e aplica-as para fechar uma úlcera simulada. O formando irá inserir três suturas para fechar a úlcera depois de assistir a uma demonstração em vídeo. Além disso, haverá uma avaliação formal do escrutínio e da precisão da sutura efectuada.[31]

Tarefa 11: Apendicectomia:

Utilizando diferentes modelos, o formando será capaz de dissecar com segurança o apêndice em diferentes locais, identificar e fixar a artéria apendicular colocando um endoloop seguro feito pelo próprio à volta da base antes da ressecção. Este exercício será avaliado formalmente através de notas de avaliação.[31]

Tarefa 12: Colecistectomia:

O objetivo é demonstrar as competências e técnicas para uma colecistectomia laparoscópica segura num modelo simulado. É precedida de uma demonstração em vídeo de uma colecistectomia típica. A ênfase é colocada nos princípios da dissecção segura.[31]

Tarefa 13: Sutura de uma pele de banana:

Este exercício destina-se a reforçar as competências de sutura e a atar um nó intra-corporal numa sutura contínua para fechar a pele de banana. O formando utiliza ambas as mãos em colaboração durante todo o exercício, o que é importante para uma técnica segura e correcta. A pele de banana é retirada para avaliação, que envolve a observação do escrutínio do nó, a precisão da sutura e a tensão na linha de sutura.[31]

1.8 Parâmetros de avaliação:

São geradas diferentes métricas a partir do simulador para cada tarefa. No entanto, neste estudo, foram utilizadas algumas delas para efeitos de avaliação, que incluem

- Tempo para completar a tarefa, medido em segundos.
- Percentagem de manutenção da vista horizontal durante a navegação da câmara.
- Comprimento da trajetória da mão direita em centímetros.
- Comprimento da trajetória da mão esquerda em centímetros.
- Número de movimentos da mão direita em centímetros.
- Número de movimentos da mão esquerda em centímetros.

1.9 Análise estatística:

A análise estatística foi efectuada com recurso ao software SPSS (versão 14.0, SPSS Inc, Chicago, IL). Os dados são simples, paramétricos e não categóricos. Para a análise, foi utilizado um teste t de amostras emparelhadas. Foram recolhidas e analisadas as diferenças entre as classificações pré-curso e as classificações pós-curso.

Devido aos múltiplos parâmetros envolvidos no estudo que exigem comparações múltiplas utilizando o teste t de amostras emparelhadas, prevê-se uma inflação na taxa de falsos positivos devido à Multiplicidade. No entanto, este facto foi corrigido utilizando a técnica estatística Bonferroini, em que o valor P ajustado é calculado da seguinte forma

Valor P ajustado = Valor P pretendido / Número de comparações emparelhadas. Isto significa que o valor de P ajustado para os parâmetros do nosso estudo é:

Valor P pretendido = 0,05

Número de parâmetros = 12

Valor ajustado = 0,05 /12 = 0,00416.

Para avaliar um parâmetro individual, a significância estatística é alcançada se o valor P for igual ou inferior a 0,004.

Por outro lado, como o objetivo do estudo é avaliar a eficácia global do curso e a transferência de diferentes competências para os participantes, uma pontuação composta para os parâmetros avaliados é o melhor reflexo das competências globais adquiridas com o curso. Esta pontuação é calculada através da combinação de todos os parâmetros antes e depois do curso. A variável primária resultante (pontuação composta) é comparada utilizando o teste t de amostras emparelhadas. A avaliação desta pontuação antes e depois do curso dá uma indicação fundamentada da eficácia do curso. A significância estatística é alcançada quando o valor de P é igual ou inferior a 0,05.

3.10 Resultados:

Assuntos:

Trinta e sete estagiários de cirurgia candidataram-se ao curso RCS entre 2008 e 2010. Após a aplicação dos critérios de inclusão, quatro foram excluídos, dois deles devido à experiência anterior na utilização de simuladores, e os outros dois participantes foram excluídos por terem iniciado a sessão prática do curso antes de efectuarem a avaliação de base. Trinta e quatro candidatos participaram no estudo. A sua idade era de 30,5 anos (intervalo 27-46 anos). Vinte e sete deles eram do sexo masculino (79,6%) e 7 do sexo feminino (20,6%). A sua experiência em cirurgia laparoscópica limitava-se à assistência e observação de procedimentos cirúrgicos laparoscópicos. Os participantes encontravam-se nos primeiros anos de formação cirúrgica (Figura 8). O número de procedimentos realizados era geralmente inferior a 10, variando entre colecistectomia laparoscópica e apendicectomia, e normalmente tinham efectuado esses procedimentos sob supervisão rigorosa, sendo geralmente uma variedade de passos processuais em vez de um procedimento completo. Em geral, não têm experiência em simuladores e não frequentaram cursos semelhantes.

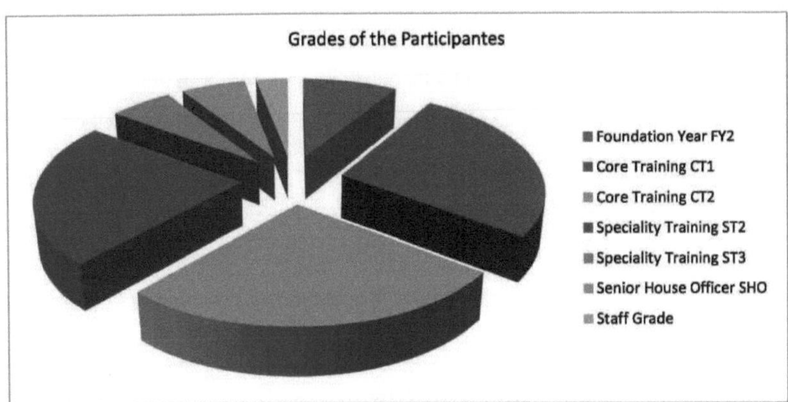

Figure 8   Graus dos participantes

Tarefa 1: Tempo:

Na avaliação pré-curso (linha de base), os participantes concluíram a tarefa com um tempo médio de 111,2 segundos. O tempo de conclusão da tarefa melhorou significativamente na avaliação pós-curso, atingindo um tempo médio de 86,5 segundos (P-valor = 0,002) (ver Tabela 1). 29 participantes (85,2%) conseguiram melhorar o tempo de conclusão da tarefa, um deles reduziu o tempo em três vezes. Três participantes (8,82%) apresentaram piora no tempo de conclusão e outros dois (5,88%) não apresentaram melhora e permaneceram quase estáticos. (Figura 9)

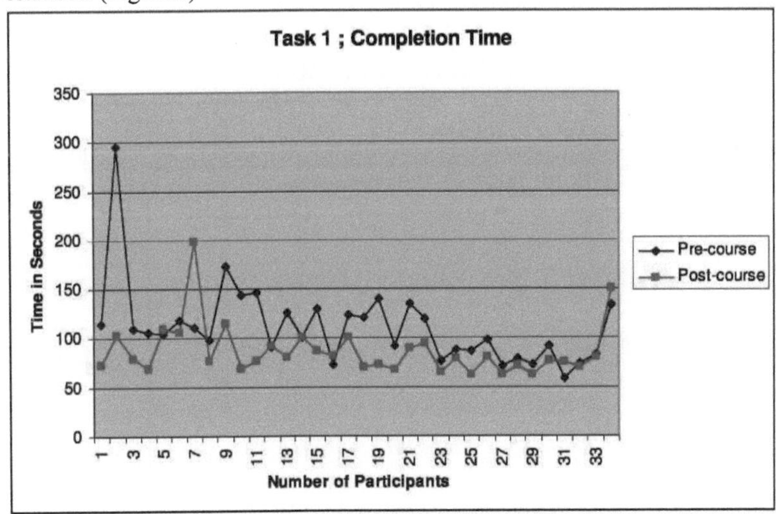

Figure 9   : Tarefa 1 : Tempo

47

Tarefa 1: Vista horizontal:

Os participantes demonstraram uma melhoria na manutenção da visão horizontal durante a navegação com a câmara na tarefa 1. Na avaliação antes do curso, tinham uma média de 80,25 %, que melhorou para 85,29 % na avaliação após o curso (valor de P = 0,033) (ver Tabela 1). 25 participantes (73,5 %) melhoraram a sua capacidade de manter a visão horizontal na tarefa, 7 participantes (20,5 %) registaram uma deterioração das suas pontuações na avaliação após o curso e outros 2 participantes (5,8 %) obtiveram a mesma pontuação após o curso (Figura 10).

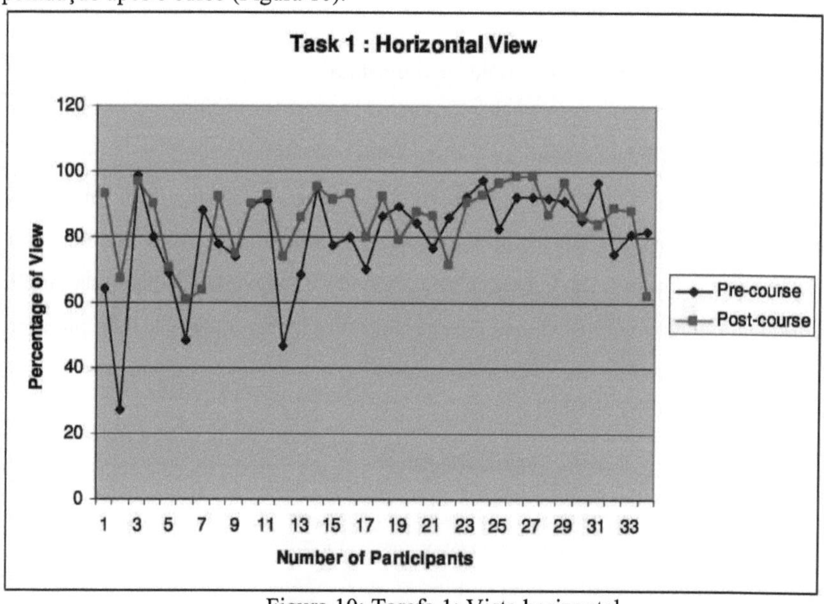

Figura 10: Tarefa 1: Vista horizontal

Variable	Pre-course		Post-course		Differences		P-value
	Mean	Range	Mean	Range	Mean	Range	
Task 1: Time (seconds)	111.2	58 – 295	85.5	62 – 199	24.7	9.95 - 39.6	0.002
Task 1: Horizontal View (%)	80	27 – 98	85	60 – 98	- 5	- 9.6 _ -0.4	0.003

Tabela 1: Desempenho dos participantes na tarefa 1

Tarefa 3: Tempo:

Os participantes mostraram uma melhoria geral no tempo de conclusão da tarefa 3. A sua pontuação na avaliação pré-curso foi de um tempo médio de 64,4 segundos, tendo este tempo diminuído para uma média de 56 segundos na avaliação pós-curso (P-value = 0,000) (Ver Tabela 2). 26 participantes (76,4%) mostraram uma melhoria nas suas pontuações de tempo, 7 participantes (20,5%) demoraram mais tempo a concluir a tarefa e apenas um participante (2,9%) teve a mesma pontuação após o curso (Figura 11).

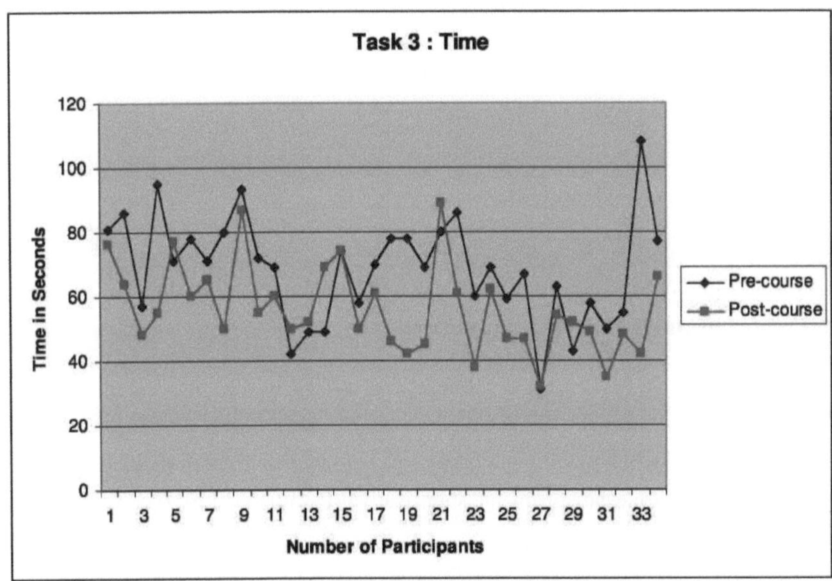

Figura 11 : Tarefa 3: Tempo

Tarefa 3: Comprimento da trajetória da mão direita:

Registou-se uma melhoria significativa no comprimento do percurso da mão direita dos participantes na tarefa 3. O comprimento médio do trajeto era de 155,9 cm na avaliação pré-curso, tendo diminuído para uma média de 135,6 cm na avaliação pós-curso (valor de P = 0,004) (ver Tabela 2).

28 participantes (82,3%) registaram uma melhoria no comprimento da trajetória, três dos quais apresentaram uma redução de cerca de 50% no comprimento da trajetória. 6 participantes (17,6%) registaram um aumento do comprimento da trajetória (Figura 12).

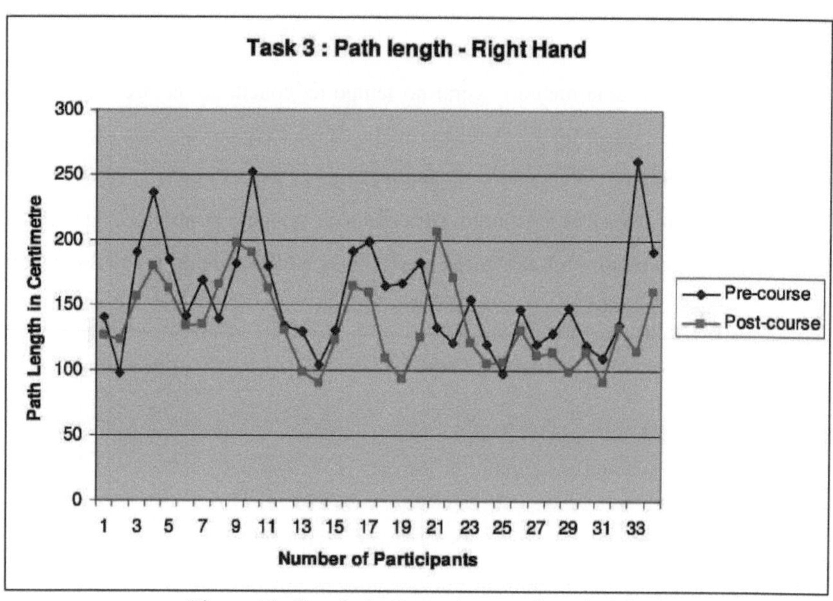

Figura 12: Tarefa 3: Comprimento da trajetória da mão direita

Tarefa 3: Comprimento da trajetória da mão esquerda:

O comprimento médio do trajeto da mão esquerda dos participantes na avaliação pré-curso foi de 141,6 cm, tendo este trajeto diminuído para 123,8 cm na avaliação pós-curso. No entanto, esta redução não foi estatisticamente significativa (P-value =0,156) (ver Tabela 2).

23 participantes (67,6%) registaram uma redução do comprimento do percurso e 11 participantes (32,3%) registaram um aumento do comprimento do percurso após o curso (Figura 13).

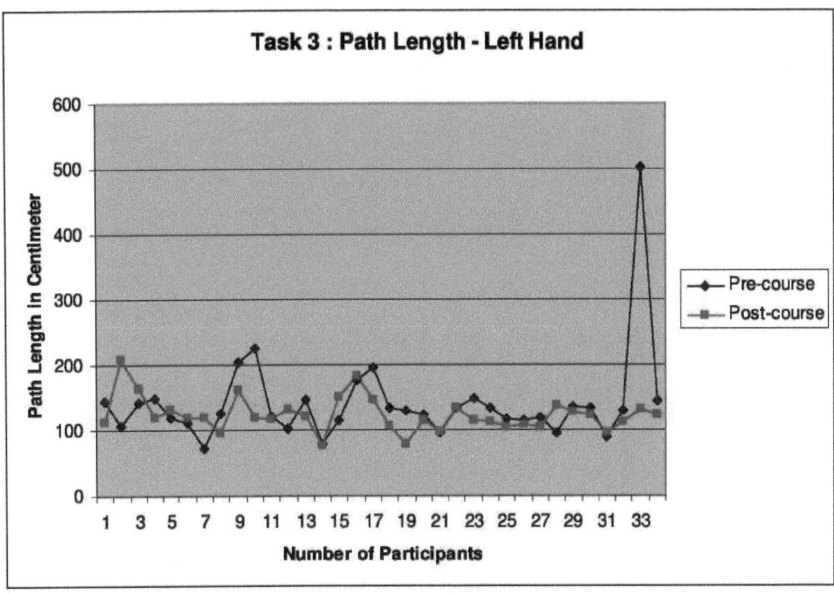

Figura 13 : Tarefa 3: Comprimento da trajetória da mão esquerda

Tarefa 3: Número de movimentos da mão direita:

Os participantes revelaram uma melhoria significativa no número de movimentos efectuados na realização da tarefa 3. A sua pontuação média era de 34,5 movimentos antes do curso e de 28 movimentos após o curso (P-value =0,003) (ver Tabela 2).

26 participantes (76,4%) registaram melhorias e tiveram menos movimentos, dois (5,8%) não registaram melhorias e permaneceram estáticos e 6 participantes (17,6%) tiveram mais movimentos e pioraram (Figura 14).

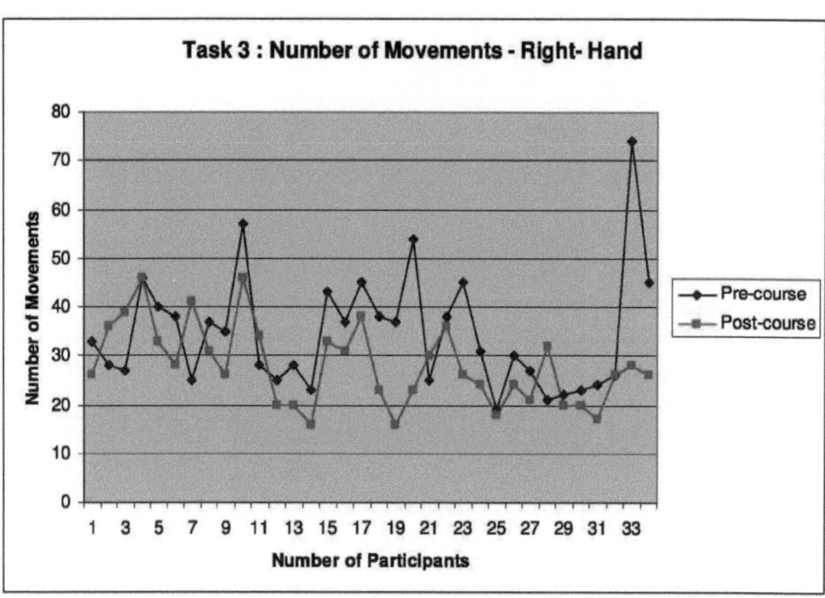

Figura 14: Tarefa 3: Número de movimentos da mão direita

Tarefa 3: Número de movimentos da mão esquerda:

Registou-se uma melhoria significativa no número de movimentos da mão esquerda na realização da tarefa 3. A pontuação média foi de 32,4 movimentos na avaliação pré-curso, que diminuiu para 25,6 movimentos na avaliação pós-curso (P-value = 0,024) (ver Tabela 2).

25 participantes (73,5%) registaram esta melhoria, 2 participantes (5,8%) mantiveram a mesma pontuação de base e 7 (20,5%) registaram uma deterioração (Figura 15).

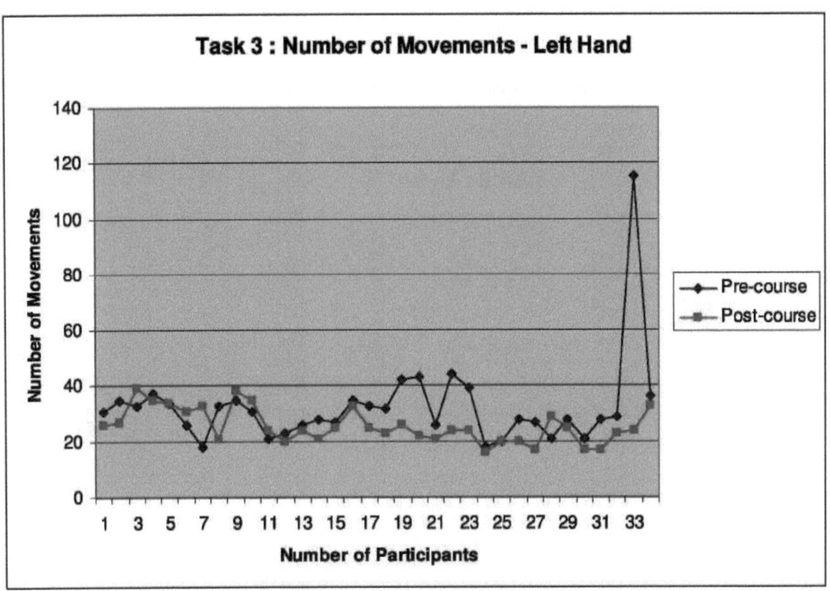

Figura 15: Tarefa 3: Número de movimentos da mão esquerda

Variable	Pre-course		Post-course		Differences		P-value
	Mean	Range	Mean	Range	Mean	Range	
Task 3 : Time (seconds)	68.4	31 – 108	56.1	32 – 89	12.29	6.5 - 18	0.000
Task 3 : Path length -Right hand (cm)	155.9	97.9 -261	135.6	90.3 - 206.3	20.29	7 – 33.59	0.004
Task 3 : Path length –Left hand (cm)	141.6	73.1– 501.4	123.8	76.3 – 208	17.8	-7.1_ 42.7	0.156
Task 3 : Number of movements – Right hand	34.5	19 – 74	28	16 – 46	6.4	2.33 – 10.6	0.003
Task 3 : Number of movements – Left hand	32.4	18 – 115	25.6	16 – 39	6.7	0.95 – 12.6	0.024

Quadro 2: Desempenho dos participantes na tarefa 3

Tarefa 6: Tempo:

Os participantes conseguiram uma redução significativa no tempo de conclusão da tarefa 6. Obtiveram um tempo médio de 183,8 segundos na avaliação pré-curso, que diminuiu para 141,8 segundos após o curso (P-value =0,000) (Ver Tabela 3).

26 participantes (76,5%) reduziram o tempo de realização da tarefa, quatro dos quais reduziram o tempo para quase metade. 8 participantes (23,5%) prolongaram o tempo em comparação com a linha de base. (Figura 16).

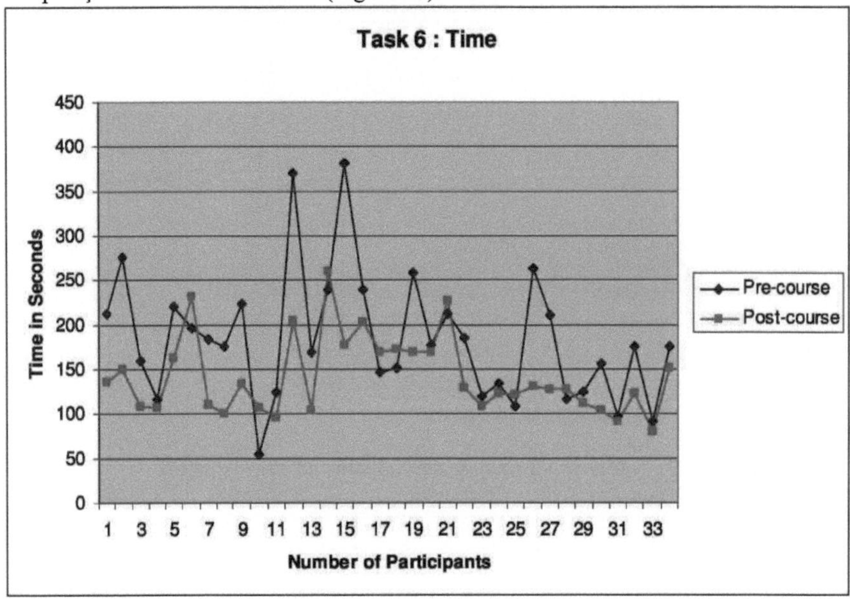

Figure 16:   Tarefa 6: Tempo

Tarefa 6: Comprimento da trajetória da mão direita:

Os participantes conseguiram uma redução significativa no comprimento do trajeto da mão direita para completar a tarefa 6. O comprimento médio antes do curso era de 373,3 cm, tendo sido reduzido para 289,8 cm na avaliação após o curso (valor de P = 0,004) (ver Tabela 3).

26 participantes (76,5%) reduziram o comprimento do trajeto, dois dos quais reduziram o comprimento do trajeto três e quatro vezes. Os outros 8 participantes (23,5%) apresentaram um comprimento do trajeto mais longo em comparação com a sua pontuação de base (Figura 17).

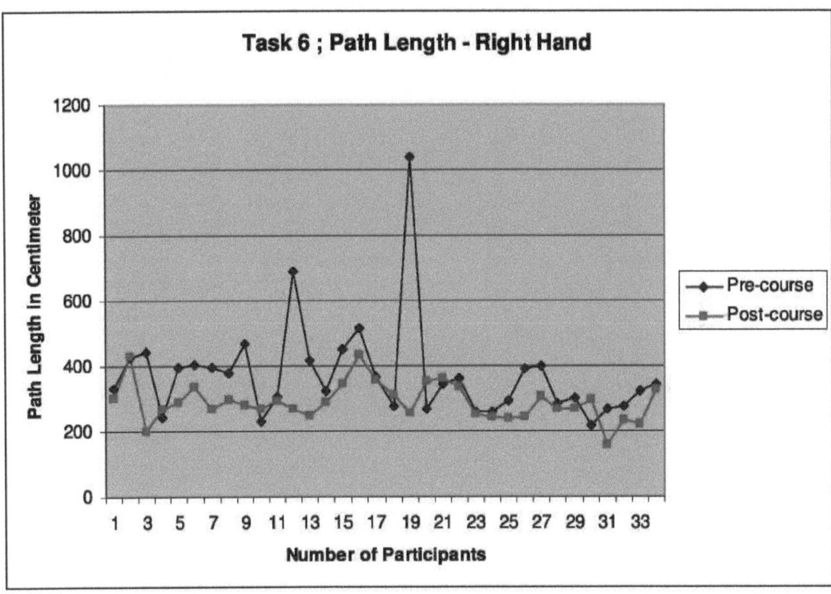

Figure 17:   Tarefa 6: Comprimento da trajetória da mão direita

Tarefa 6: Comprimento da trajetória da mão esquerda:

Os participantes mostraram uma melhoria no comprimento do trajeto da mão esquerda.
Antes do curso, o comprimento médio era de 337,7 cm, tendo diminuído para uma média de
279,8 cm após o curso. No entanto, do ponto de vista estatístico, esta redução do
comprimento do trajeto não foi significativa (P-value =0,056) (ver Tabela 3).

25 participantes (73,5%) apresentaram um comprimento de trajeto reduzido após o curso e
26 participantes (26,5%) pioraram na avaliação pós-curso (Figura 18).

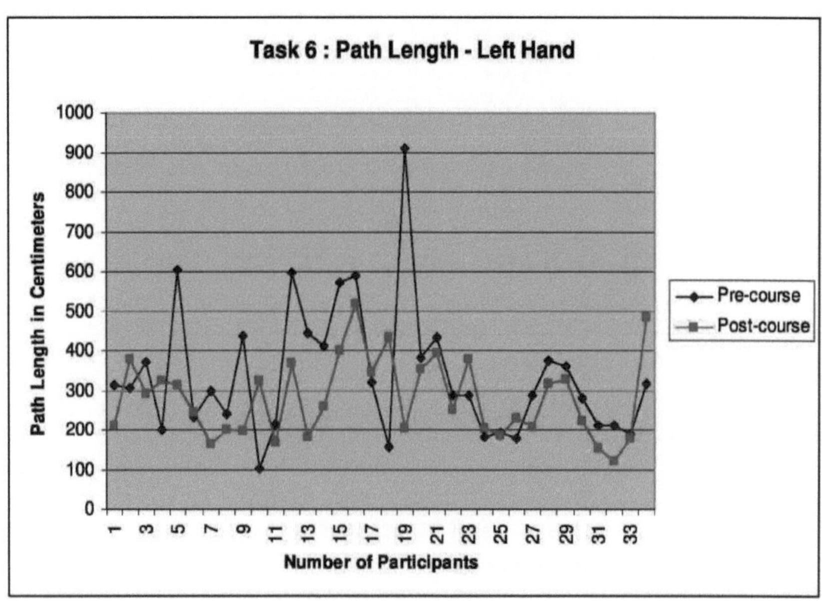

Figura 18: Tarefa 6: Comprimento da trajetória da mão esquerda

Tarefa 6: Número de movimentos da mão direita:

Os movimentos da mão direita dos participantes melhoraram significativamente após o curso. Os participantes obtiveram uma média de 127,2 movimentos antes do curso e 91 movimentos após o curso (P-value =0,000) (Tabela 3).

28 participantes (82,4%) apresentaram uma diminuição no número de movimentos da mão esquerda, dois deles apresentaram uma diminuição de três vezes nos seus movimentos. Seis participantes (17,6%) não conseguiram melhorar e apresentaram um maior número de movimentos na avaliação pós-curso (Figura 19).

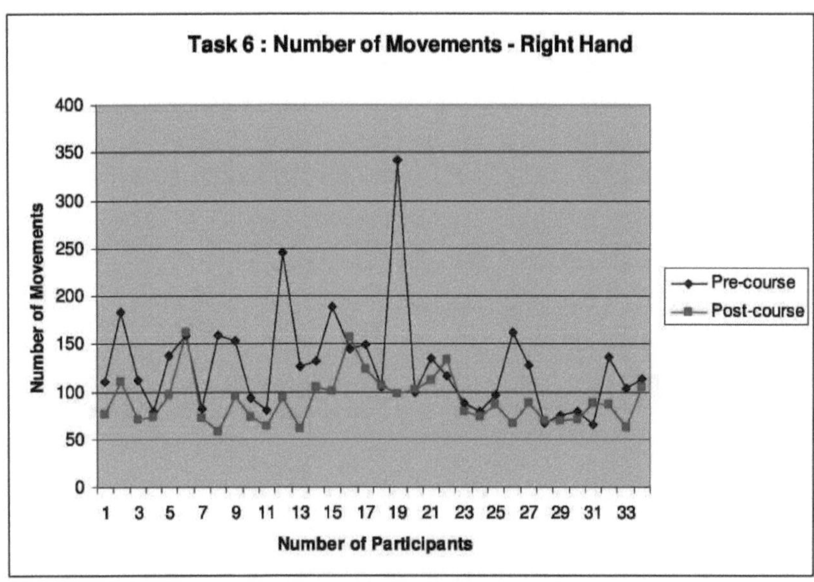

Figura 19: Tarefa 6: Número de movimentos da mão direita

Tarefa 6: Número de movimentos da mão esquerda:

Os movimentos da mão esquerda dos participantes para completar a tarefa 6 melhoraram significativamente após o curso. Os participantes tinham uma média de movimentos de 127,6 movimentos na avaliação inicial, que diminuiu para 90,5 movimentos na avaliação pós-curso (P-value =0,000) (ver Tabela 3).

28 participantes (82,4%) melhoraram os movimentos da mão esquerda, dois deles reduziram o número de movimentos em duas e três vezes. 5 participantes (14,7%) tiveram mais movimentos da mão esquerda em comparação com a pontuação pré-curso e um participante manteve a mesma pontuação da linha de base (Figura 20).

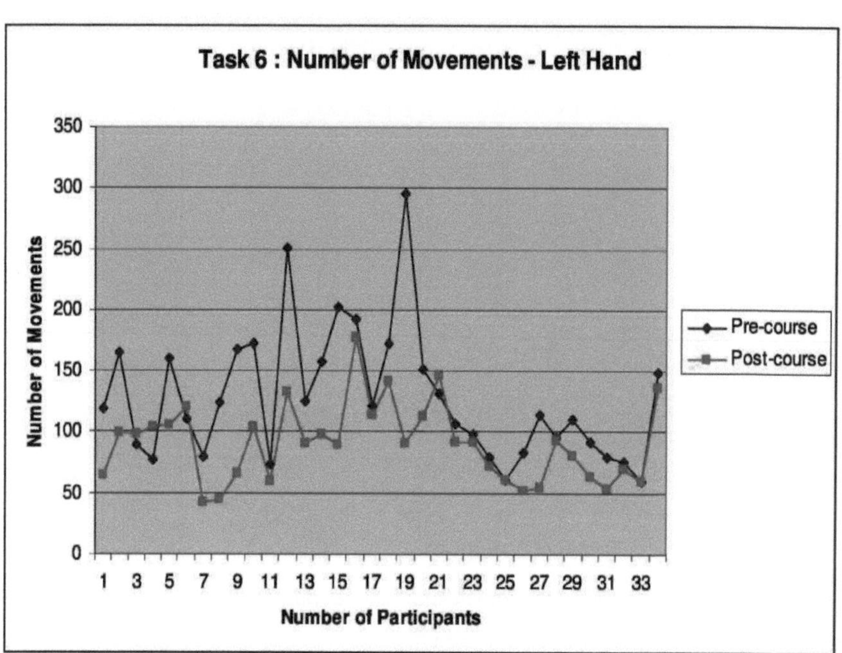

Figura 20: Tarefa 6: Número de movimentos da mão direita

Variable	Pre-course		Post-course		Difference		P-Value
	Mean	Range	Mean	Range	Mean	Range	
Task 6 : Time (seconds)	183.8	54 – 382	141.8	79 – 260	41.9	21.7 -62.2	0.000
Task 6 :Path Length –Right Hand (cm)	373.3	215.9-1038	289.8	159 -435.3	83.5	28.6 – 138.3	0.004
Task 6 :Path Length –Left hand (cm)	337.7	100 – 908	279.8	121.3 - 514	57.8	-1.6 _ 117.3	0.056
Task 6 : Number of movement – Right hand	127.2	65 – 342	91	58 – 161	36.2	17.4 - 54.6	0.000
Task 6 : Number of movement – Left hand	127.6	59 – 295	90.5	42 – 177	37	20.9 – 53.2	0.000

Tabela 3: Desempenho dos participantes na tarefa 6

Pontuação de competências compostas;

Verificou-se uma melhoria significativa desta pontuação após o curso. Os formandos tinham

uma pontuação média composta de 1772,6 antes do curso. Esta foi reduzida para uma
pontuação média de 1434,3 (valor de P = 0,000). (Ver Figura 21 e Tabela 4)

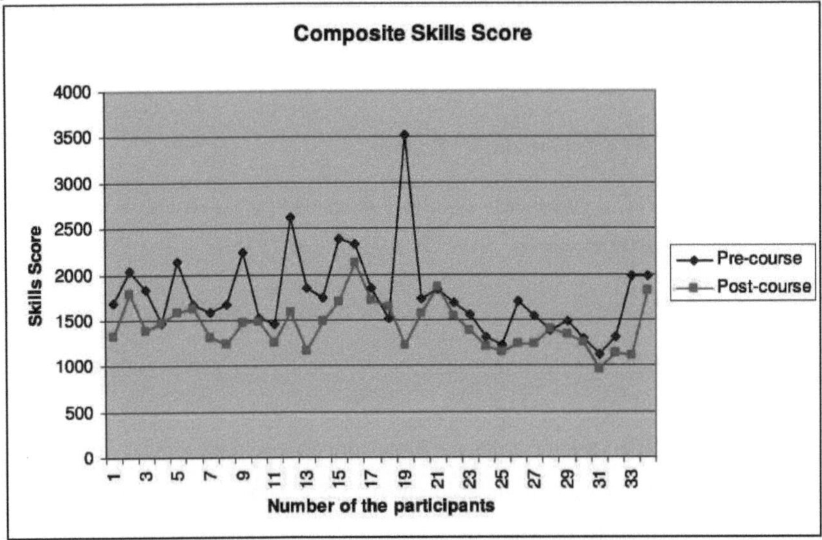

Figura 21: Pontuação composta de competências

Variable	Pre-course		Post-course		Difference		P-Value
	Mean	Range	Mean	Range	Mean	Range	
Composite Score	1772.9	1118.70 - 3523.60	1434.4	959.90 - 2122.50	338.3	184 - 492	0.000

Quadro 4: Pontuação de competências compostas

CAPÍTULO 4

Aquisição e avaliação de competências cirúrgicas laparoscópicas em cursos de competências laparoscópicas

4.1: Discussão

4.2: Limitações do estudo e recomendações futuras

4.3: Cursos de competências cirúrgicas e aquisição de competências cirúrgicas laparoscópicas baseadas na investigação

4.4: Conclusão

4.5 Discussão:

Este estudo prospetivo observacional utilizou o Simulador de Realidade Virtual para avaliar a transferência de competências cirúrgicas do curso RCS e, subsequentemente, avaliar a eficácia do curso. O curso RCS centra-se nas competências essenciais para a cirurgia laparoscópica. O curso fornece aos formandos cirúrgicos componentes técnicos e não técnicos da cirurgia laparoscópica. As componentes não técnicas são dadas através de pequenos tutoriais sobre os fundamentos teóricos dos princípios das competências laparoscópicas, seguidos de sessões práticas para ensinar as competências específicas necessárias na cirurgia laparoscópica, utilizando uma variedade de modelos de simuladores. Estas competências específicas incluem tarefas processuais e procedimentos simulados completos, como a apendicectomia e a colecistectomia.[31]

O simulador de RV dá aos formandos a oportunidade de demonstrarem as competências adquiridas no curso através da realização de tarefas virtuais (tarefas de competências básicas 1, 3 e 6) que implicam as mesmas competências realizadas nas tarefas do curso. Estas incluem a avaliação do tempo, a manutenção da visão horizontal durante a navegação com a câmara, a coordenação mão-olho, a perceção de profundidade, a manobra com duas mãos e a economia de movimentos.[31] O principal objetivo destas tarefas é colmatar a lacuna nas competências dos formandos para realizar uma tarefa tridimensional utilizando uma imagem bidimensional, que é a caraterística única da cirurgia de acesso mínimo BSS.[16]

A conceção do curso de RCS segue a forma faseada proposta por Gallagher et al para desenvolver um currículo de formação, que inclui uma sequência de teoria didática, explicação dos passos operatórios, indicação dos erros comuns e, em seguida, exercícios práticos com feedback imediato.[17]

Os resultados do nosso estudo mostram que o curso intensivo de três dias do RCS melhora as competências do estagiário de cirurgia participante. Partimos do princípio que o cirurgião competente é económico no tempo, eficiente com os instrumentos e económico nos movimentos para completar um procedimento, o que representa a base da nossa conclusão.

A melhoria significativa do tempo de conclusão de todas as tarefas neste estudo não pode ser utilizada de forma independente como um marcador de competência, uma vez que o tempo, por si só, não reflecte a qualidade

de execução da tarefa devido a outros factores.[27] Condous G. et al. utilizaram principalmente o tempo necessário para concluir a tarefa e o número de ervilhas colhidas ao longo do tempo como parâmetros de desempenho cirúrgico para avaliar o curso de competências em ginecologia.[17] No entanto, no nosso estudo, foram incluídos e avaliados objetivamente outros parâmetros utilizando o simulador de RV para refletir as competências gerais necessárias para executar as tarefas.

Os participantes foram mais económicos nos movimentos das mãos após o curso, uma vez que conseguiram um melhor comprimento do percurso e reduziram o número de movimentos na realização das tarefas. Isto, juntamente com a redução do tempo, pode refletir a melhoria global das competências para realizar a tarefa.

No entanto, a melhoria estatisticamente não significativa no comprimento da trajetória feita pela mão esquerda dos participantes pode ser explicada pelo facto de os participantes terem trabalhado em pares para realizar os exercícios de perícia, quer como suporte de câmara, quer como cirurgião. Isto pode resultar numa fadiga que afecta a sua avaliação pós-curso.

A pontuação composta calculada neste estudo representa as competências globais de cada formando antes e depois do curso. Pensamos que esta pontuação é o melhor reflexo das competências adquiridas com o curso, em vez de depender de uma única variável para fazer qualquer afirmação sobre a eficácia do curso.

É bem sabido que as competências laparoscópicas baseadas em simulação podem ser melhoradas após um período específico de formação em simuladores.[4,816] Isto pode dever-se, em parte, à curva de aprendizagem associada à utilização de simuladores. No entanto, neste estudo, foram utilizados critérios de exclusão para excluir as pessoas com experiência anterior na utilização de simuladores, além de terem sido feitas todas as tentativas para garantir que os participantes não estavam a utilizar os simuladores durante o curso.

Além disso, os resultados deste estudo destacam pontos importantes em relação à curva de aprendizagem. É sabido que a curva de aprendizagem é variável entre os formandos em cirurgia. O facto de alguns dos formandos não terem melhorado após o curso pode dever-se à sua curva de aprendizagem prolongada, podendo estes demonstrar uma melhoria das suas competências se tiverem mais tempo para as adquirir, ou pode refletir que os candidatos não conseguiram melhorar devido às suas capacidades técnicas limitadas.

Este conceito poderia ser aplicável ao programa de formação em cirurgia. Isto realça a importância de utilizar métodos objectivos de avaliação dos formandos, a fim de identificar aqueles que necessitam de formação adicional ou de determinar a sua inadequação para este ofício em termos das competências técnicas exigidas.

Estes cursos de competências visavam os formandos nas fases iniciais da curva de aprendizagem, uma vez que são estes os que mais beneficiam dos cursos de competências.[31] Este facto é evidente num estudo publicado por Rosser JC et al, que demonstrou que a melhoria dos estagiários foi melhor do que a dos especialistas.[2] No entanto, no nosso estudo, todos os participantes eram quase iguais em termos de grau de júnior e de pouca experiência, pelo que esperamos que sejam as pessoas ideais para obter os maiores benefícios, o que pode dever-se à capacidade dos jovens para adquirirem competências manuais mais rapidamente.

Gallagher et al demonstraram que os programas de prática podem afetar a taxa de aquisição de competências destes programas. As sessões de "prática com intervalo" alcançam mais melhorias na aquisição de competências do que o programa de ensino de "prática em massa".[17,6] O curso RCS fornece aos formandos a maioria das competências necessárias em cirurgia laparoscópica num período muito curto, ou seja, prática em massa, o que torna o domínio de cada competência um desafio para os formandos.

Um estudo demonstrou que as competências laparoscópicas adquiridas podem ser mantidas até 3 meses após cursos de curta duração.[16] Esta é uma questão importante para os formandos, uma vez que realça a necessidade de exposição regular a práticas que envolvam competências laparoscópicas ou a disponibilidade de simuladores nos seus hospitais, caso contrário, os formandos seriam facilmente desqualificados.

Scott et al[17,5] demonstraram que, para obter o máximo benefício, a tarefa deve ser praticada 30 a 35 vezes e, devido ao horário intensivo do curso, é improvável que os formandos tenham tido a oportunidade de repetir os exercícios o suficiente para adquirirem a

competências de forma adequada, o que pode afetar negativamente os resultados do nosso estudo e, consequentemente, a nossa conclusão sobre o curso e os formandos.

Finalmente, os cursos de competências, como o curso RCS, são uma forma muito importante de aquisição de competências laparoscópicas. No entanto, é necessário introduzi-lo cuidadosamente no currículo cirúrgico, a fim de melhorar com êxito os componentes técnicos das competências cirúrgicas.

4.6 Limitações do estudo e recomendações futuras:

O efeito de aprendizagem do simulador de RV pode ser uma fonte de enviesamento no estudo, o que pode ser eliminado através da utilização de um grupo de controlo que não esteja envolvido no curso RCS, mas que seja avaliado duas vezes durante o mesmo período, desde que tenha uma experiência cirúrgica comparável à do grupo de casos.

Devido à natureza intensiva do curso, a avaliação pré-curso e pós-curso foi efectuada enquanto os formandos estavam apressados, quer porque queriam participar no laboratório de competências, quer porque queriam sair mais cedo. Além disso, durante a avaliação pós-curso, os formandos queixavam-se de fadiga devido ao trabalho contínuo no laboratório, o que poderia afetar os nossos resultados, pelo que recomendamos que os formandos sejam convidados um dia antes e um dia depois do curso para realizar a avaliação, se possível.

A avaliação da retenção das competências adquiridas no curso de SIR necessita de um estudo de acompanhamento para reavaliar os participantes após um período de tempo específico. Aconselha-se a realização de outro estudo para avaliar a transferência das competências para o bloco operatório entre os participantes no curso, desde que haja colaboração entre um investigador e os consultores supervisores dos formandos, para que estes forneçam um feedback subjetivo ou objetivo sobre o desempenho dos formandos antes e depois de frequentarem o curso de SCR.

Os participantes no curso RCS foram expostos a uma variedade de competências laparoscópicas avançadas ao longo do curso, incluindo dissecção, clipagem, corte e atadura de nós. No entanto, este estudo concentra-se principalmente na avaliação das competências básicas para a cirurgia laparoscópica, representadas nas tarefas virtuais básicas (Tarefas 1, 3 e 6),

recomenda-se que os participantes sejam avaliados quanto a competências mais avançadas, testando-os nas tarefas virtuais do procedimento num simulador de RV ou mesmo num procedimento simulado completo.

O estudo utilizou o simulador de RV como ferramenta de avaliação objetiva, no entanto, este ainda não foi validado e as pontuações dos formandos no curso têm de ser comparadas com um ponto de referência para avaliar a sua proficiência. Este estudo pode ser o ponto de partida para a validação do simulador de RV, recrutando pessoas muito jovens e muito experientes, para além de participantes de nível intermédio do curso RCS.

4.3 Cursos de competências cirúrgicas e aquisição de competências cirúrgicas laparoscópicas com base na nossa investigação:

É fundamental garantir a eficácia de qualquer curso cirúrgico antes de poder ser utilizado e também fornecer métodos pelos quais possa ser auditado. Este é o primeiro estudo a avaliar objetivamente a aquisição de competências durante cursos de laparoscopia utilizando um simulador de RV validado, Simbionix, baseado no curso RCS "Core Skills in Laparoscopic Surgery".

O estudo utilizou tarefas específicas de RV para avaliação que reflectem as competências adquiridas no curso. Este estudo demonstrou que o curso intensivo de 3 dias de RCS melhorou significativamente 91% das competências laparoscópicas gerais do estagiário júnior antes do curso. Esta melhoria significativa foi observada em 10 dos 12 parâmetros específicos da tarefa, como o tempo, a vista horizontal, o número de movimentos e o comprimento do percurso, exceto o comprimento do percurso da mão esquerda.

O efeito da simples prática (repetição de testes) não foi significativo, exceto no que se refere a uma ligeira redução da execução de tarefas. Os formandos dos cursos básicos e de base beneficiaram significativamente mais (23% de melhoria) do que os formandos especializados relativamente seniores (8% de melhoria), independentemente da sua idade, sexo ou mão dominante. A pontuação de desempenho depende da eficácia dos cursos. A eficácia de um curso é o resultado das vantagens reais dos conteúdos do curso, bem como da repetição dos testes durante os cursos. Os resultados do grupo de controlo confirmaram que a melhoria das competências cirúrgicas adquiridas resultou das vantagens reais dos cursos e não apenas das práticas realizadas durante os cursos. Partimos do princípio que o cirurgião competente é económico no tempo, eficiente com os instrumentos e económico nos movimentos para completar um procedimento, o que representa a base da nossa conclusão. A melhoria significativa no tempo de conclusão de todas as tarefas neste estudo não pode ser utilizada independentemente como um marcador de competência, uma vez que o tempo por si só não reflecte a qualidade da execução da tarefa devido a outros factores. Chung e Sackier e Rosser et al utilizaram principalmente o tempo para avaliar as melhorias nas competências laparoscópicas. No entanto, no nosso estudo, foram incluídos outros parâmetros que foram avaliados objetivamente utilizando o simulador de RV para refletir as competências gerais necessárias para realizar as tarefas. Os participantes foram mais económicos nos seus movimentos de mão após o curso, uma vez que alcançaram um melhor comprimento de caminho e reduziram o número de movimentos na conclusão das tarefas. Isto, juntamente com a redução do tempo, pode refletir a melhoria global das competências para executar a tarefa. Hance et al avaliaram as competências laparoscópicas com base em 3 cursos de colecistectomia laparoscópica. O seu estudo demonstrou que, em geral, os cirurgiões eram mais rápidos depois de frequentarem o curso, com uma melhoria estatisticamente significativa da destreza, medida pelo comprimento do trajeto e pelo número de movimentos da mão. Os nossos resultados são consistentes com estes e apoiam a noção de que podem ser utilizados métodos validados para avaliar a aquisição de competências em cursos de colecistectomia laparoscópica. No entanto, a melhoria estatisticamente não significativa no comprimento do percurso efectuado pela mão esquerda dos participantes pode ser explicada pelo facto de a maioria dos participantes ser dextra, com exceção de 3. Normalmente, muitos cirurgiões esquerdinos aprendem a operar com a mão direita, uma vez que os instrumentos cirúrgicos são concebidos para serem utilizados com a mão direita. Assume-se que os cirurgiões mais jovens têm uma vantagem natural no desenvolvimento de competências laparoscópicas. No entanto, a idade não parece ter desempenhado qualquer papel significativo no resultado do curso de CRS, o que é consistente com as conclusões de Van Hove et al. Tal como Rosser et al, não se registou qualquer diferença significativa na aquisição de competências no nosso estudo, embora os formandos do sexo masculino dos cursos básico e principal tenham adquirido competências ligeiramente superiores às das mulheres. No nosso estudo, verificámos também que quanto menor a experiência do formando, melhores as competências adquiridas nestes cursos. Rosser et al e outros autores também demonstraram que a melhoria dos estagiários foi melhor do que a dos especialistas. Isto pode ser explicado pelo facto de os formandos especialistas terem competências pré-curso significativamente mais elevadas do que os formandos de base/núcleo e, por conseguinte, menos margem para melhorar ainda mais em comparação com os formandos menos experientes. No entanto, isto não indica que as competências cirúrgicas gerais sejam transferidas para as competências laparoscópicas, uma vez que os formandos especializados não estavam completamente livres da experiência de efetuar cirurgias laparoscópicas. Por conseguinte, o nosso estudo corrobora a evidência de Rosser et al. e consideramos que a formação baseada na simulação deve ser direccionada para os estagiários de cirurgia na sua fase inicial de formação cirúrgica.

Embora o nosso estudo tenha demonstrado que os estagiários de base e os estagiários principais beneficiaram mais do que os estagiários especializados relativamente seniores, a questão que se coloca é se estes conseguem reter as suas competências, uma vez que não têm oportunidade de participar em cirurgias ao vivo. Um estudo demonstrou que as competências laparoscópicas adquiridas podem ser mantidas até 3 meses após cursos de curta duração. Esta é uma questão importante para os formandos, uma vez que realça a necessidade de exposição regular a práticas que envolvam competências laparoscópicas ou a disponibilidade de simuladores nos seus hospitais; caso contrário, os formandos tornar-se-ão facilmente desqualificados.

Como a curva de aprendizagem é variável entre os formandos em cirurgia, o facto de alguns dos formandos não terem melhorado muito após o curso pode dever-se à sua curva de aprendizagem prolongada e podem ter melhorado as suas competências se tivessem tido mais tempo para as adquirir. Alguns autores demonstraram que, para obter o máximo benefício, a tarefa deve ser praticada 30 a 35 vezes. Devido ao horário intensivo do curso, é improvável que os formandos tenham tido a oportunidade de repetir os exercícios o suficiente para adquirirem as competências corretamente, e esta pode ser a razão pela qual as competências de alguns participantes permaneceram estáticas durante um determinado parâmetro após o curso.

O programa de prática cirúrgica pode afetar a taxa de aquisição de competências destes programas. Alguns autores demonstraram que as sessões de "prática intervalada" permitiram uma maior melhoria na aquisição de competências do que os programas de ensino de "prática massificada". O curso RCS forneceu aos formandos as competências mais necessárias em cirurgia laparoscópica num período de tempo muito curto, ou seja, prática em massa, o que torna o domínio de cada competência um desafio para os formandos.

O nosso estudo tem pontos fortes e limitações. O nosso estudo teve poder suficiente e forneceu uma medida quantitativa da melhoria da aquisição de competências utilizando um método de avaliação objetivo validado. No entanto, 3 participantes obtiveram pontuações globais de competências mais baixas após o curso, o que pode ser explicado pelo facto de o curso ter sido muito intensivo e de as avaliações terem sido feitas quando os formandos estavam com pressa, quer porque queriam participar no laboratório de competências antes do curso, quer porque queriam sair mais cedo. Além disso, o cansaço dos formandos devido ao trabalho contínuo no laboratório também pode ter afetado os nossos resultados. Esta é uma limitação do nosso estudo e, por isso, recomendamos que, em estudos futuros, se convidem os formandos um dia antes e um dia depois do curso para serem avaliados. A amostra de controlo era muito pequena e não foi comparada com os casos para efetuar uma comparação direta com vista à validação da eficácia do curso RCS.

Em resumo, podem ser utilizados métodos objectivos validados para demonstrar a eficácia do curso, para além de fornecer aos participantes uma visão das suas competências. Em particular, demonstrámos que o curso RCS "Core Skills in Laparoscopic Surgery" é eficaz, independentemente da idade, sexo e mão dominante dos formandos. Quanto menor for a experiência do formando, melhores serão as competências adquiridas com estes cursos, o que nos ajuda a identificar em que fase a formação com simulador é mais eficaz para maximizar a utilização dos recursos e do laboratório de competências. Os estagiários que são introduzidos na formação em simulação numa fase inicial das suas carreiras têm mais probabilidades de beneficiar e de utilizar os recursos disponíveis no laboratório de competências para uma formação mais avançada e uma formação contínua para a manutenção das competências, o que é essencial para evitar o "deskilling

4.8 Conclusão:

O curso de RCS pode melhorar as competências motoras necessárias para a cirurgia laparoscópica. A melhoria mensurável mostrada nos resultados do nosso estudo sugere que é altamente recomendável que os estagiários de cirurgia participem desse workshop prático para adquirir as habilidades laparoscópicas. O curso RCS representa um dos vários passos essenciais na curva de aprendizagem para alcançar a competência. A natureza não comparável deste estudo e a falta de acompanhamento a longo prazo representam as limitações. A transferibilidade das competências adquiridas para o bloco operatório, se comprovada por estudos posteriores, tornaria estes workshops de competências práticas obrigatórios e dignos de serem frequentados para melhorar as competências ao vivo.

Este estudo foi publicado numa das revistas de cirurgia e seria conveniente dar uma vista de olhos ao artigo, uma vez que destaca todos os aspectos da avaliação das competências laparoscópicas adquiridas nos cursos de cirurgia.[35]

CAPÍTULO 5

Bibliografia:

1. Dent TL, Ponsky JL, Persi G. Minimal access general surgery: the dawn of new era. Am J Surg 1991;161:323.

2. Lityaski GS. Perfis em laparoscopia: Mouset, Dubois e Perissat: o avanço da laparoscopia na Europa (1987-1988). *JSLS* 1999; 3(2): 163-167.

3. Vitale GC, Collet D, Larson GM, CheadleWG, Miller FB, Perissat J. Interrupção da atividade profissional e doméstica após colecistectomia laparoscópica entre pacientes franceses e americanos. *Am J Surg* 1991;161:396-398.

4. Alfred Cuschieri. Tecnologia para cirurgia de acesso mínimo. BMJ 1999; 319:1-6.

5. Tompkins RK. Colecistectomia laparoscópica, ameaça ou oportunidade? *Arch Surg* 1990; 125:1245.

6. Sociedade Americana de Cirurgiões Endoscópicos Gastrointestinais. Concessão de privilégios para cirurgia geral laparoscópica. *Am J Surg* 1991;161:324-325.

7. Munz Y et al. Laparoscopic virtual reality and box trainers, Is one superior to other ? Surg Endosc 2004;18:485-494.

8. Figert PL, Park AE, Witzke DB, Schwartz RW. Transferência de treinamento na aquisição de habilidades laparoscópicas. *J Am Coll Surg* 2001;193:533-537.

9. R. Aggarwal, K. Moorthy e A. Darzi. Laparoscopic skills training and assessment. *BJS 2004;* 91:1549-1558.

10. Madan AK et al. Avaliação do desempenho individual da mão em treinadores de caixa comparados com treinadores de realidade virtual. The American Surgeon 2003;69:1112-1114.

11. Roger Kneebone. Simulação na formação cirúrgica: questões educativas e implicações práticas. Educação Médica 2003;37:267-277.

12. Munro A e Imcmancintyre. Simulação na formação cirúrgica: Os cirurgiões em formação precisam de adquirir competências fora do bloco operatório. BMJ 1990;300:1088-1089.

13. Hamdorf JM e Hall JC: Aquisição de competências cirúrgicas. BJS 2000;87:28-37.

14. Reznick RK, MacRae H. Teaching surgical skills - changes in the wind. N Engl J Med 2006;355:2664-9.

15. Flin R, Patey R. Improving patient safety through training in non- technical skills (Melhorar a segurança dos doentes através da formação em competências não técnicas).

BMJ 2009;339:b3595.

16. Sutherland LM et al. Simulação Cirúrgica. Ann Surg 2006;243:291-300 .

17. Robert C.A., Jameel A. Conceitos actuais no ensino do trauma com base na simulação. The Journal of Trauma2008;65 - Issue 5:1186-1193.

18. Teodor P Grantcharov, Richard K Reznick e R S McLaughlin. Teaching procedural skills. BMJ 2008; 336:1129-1131.

19. Prathima Kanumuri, Sabha Ganai, Eyad M. Wohaibi, Ronald W. Bush, Daniel R. Grow,Neal E. Seymour .Virtual Reality and Computer-Enhanced Training Devices Equally Improve Laparoscopic Surgical Skill in Novices. JSLS 2008;12:219-226.

20. Dimitrios Stefanidis, B. Todd Heniford . A Fórmula para um Currículo de Competências Laparoscópicas de Sucesso. Arch Surg. 2009;144(l):77-82.

21. Sarker S.K.; Patel, B. Simulação e formação cirúrgica. International Journal of Clinical Practice 2007; 61:2120-2125.

22. J Torkington, SGT Smith, BI Rees e A Darzi. O papel da simulação na formação cirúrgica. Ann R Coll Surg Engl 2000; 82: 88-94.

23. 4. S.N. Kothari and et al. Training in laparoscopic suturing skills using a new computer-based virtual reality simulator (MIST-VR) provides results comparable to those with an established pelvic trainer system. Journal of Laparoendoscopic & Advanced Surgical Techniques 2002; 12 (3): 167-173.

24. Roger Kneebone e Rajesh Aggarwal. Formação cirúrgica com recurso à simulação: Early evidence is promising, but integration with existing systems is key. BMJ 2009; 338: 1220-1221.

25. Jonathane D Beard, Assessment of Surgical Skills of Trainees in the UK (Avaliação das competências cirúrgicas dos estagiários no Reino Unido). Ann R Coll Surg Engl 2008;90:282-285.

26. Miller GE. The assessment of clinical skills, competence and performance. Acad Med Suppl 1990;65:S 63-7.

27. Krishna Moorthy, Yaron Munz, Sudip K Sarker, Ara Darzi. Objective Assessment of Technical Skills in Surgery. BMJ 2003; 327:1032-1037.

28. Fried GM. Feldman LS. Avaliação objetiva do desempenho técnico. *World J Surg.* 2008;32(2): 156-160.

29. McCluney AL, Vassiliou MC, Kaneva PA, et al. O desempenho do simulador FLS prevê a competência laparoscópica intra-operatória. *Surg Endosc.* 2007;21(1 1): 1991-1995.

30. JC Rosser, LE Rosser e RS Savalgi. Objective Evaluation of a laparoscopic surgical

skill program for residents and senior surgeons. Arch Surg. 1998; 133:657-661.

31. Competências essenciais em cirurgia laparoscópica - Manual do corpo docente 2008. Manual do curso do Royal College.

32. L.P. Strum e et al. A Systemic Review of Skills Transfer after Surgical Simulation Training (Uma revisão sistémica da transferência de competências após a formação em simulação cirúrgica). Annals of Surgery 2008; 248(2): 166-179.

33. A Zhang et al. Teste de validade de construção de um simulador de cirurgia laparoscópica (Lap-Mentor): Avaliação da capacidade cirúrgica com um simulador de treino laparoscópico virtual. Surg Endosc 2008; 22:1440-1444.

34. www.simbionix.com/LAP Mentor.html.

35. Sarker SJ, Telfah MM, Onuba L, Patel BP. Surg Innov. 2013 Oct;20(5):530-8.

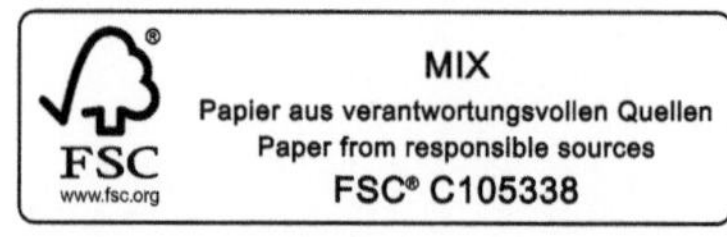

Printed by Books on Demand GmbH, Norderstedt / Germany